贰阅 | 阅爱·阅美好

让阅读走心

让阅读丰盛历

THE HERO'S JOURNEY

英雄之旅

自我发现的旅程

[美] 斯蒂芬·吉利根　罗伯特·迪尔茨◎著

贰阅◎译

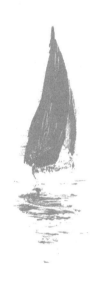

民主与建设出版社

·北京·

©民主与建设出版社，2021

图书在版编目（CIP）数据

英雄之旅：自我发现的旅程/（美）斯蒂芬·吉利
根，（美）罗伯特·迪尔茨著；贰阅译. — 北京：民主
与建设出版社，2021.5
ISBN 978-7-5139-3453-4

Ⅰ.①英… Ⅱ.①斯… ②罗… ③贰… Ⅲ.①精神疗
法 Ⅳ.①R749.055

中国版本图书馆CIP数据核字(2021)第 056582 号

北京市版权局著作权合同登记图字：01-2021-3071

© Stephen Gilligan and Robert Dilts 2009

The right of Stephen Gilligan and Robert Dilts to be identified as the authors of
this work has been asserted by them in accordance with the Copyright, Designs
and Patents Act 1988.

Originally published in hardback 2009(ISBN 978-184590286-5). Reprinted 2010,
2011. Transferred to digital printing 2016.

英雄之旅：自我发现的旅程
YINGXIONG ZHILÜ ZIWO FAXIAN DE LÜCHENG

著　　者　［美］斯蒂芬·吉利根　罗伯特·迪尔茨
译　　者　贰　阅
责任编辑　刘　芳
出版发行　民主与建设出版社有限责任公司
电　　话　（010）59417747　59419778
社　　址　北京市海淀区西三环中路 10 号望海楼 E 座 7 层
邮　　编　100142
印　　刷　北京晨旭印刷厂
版　　次　2021 年 9 月第 1 版
印　　次　2021 年 9 月第 1 次印刷
开　　本　787mm×1092mm 1/16
印　　张　18.75
字　　数　226 千字
书　　号　ISBN 978-7-5139-3453-4
定　　价　88.00 元

注：如有印、装质量问题，请与出版社联系。

目　录
CONTENTS

第二天
– The Second Day –

第 三 天
- The Third Day -

第四天
- The Fourth Day -

- 序 言 -

我们（作者斯蒂芬·吉利根和罗伯特·迪尔兹）一起走在英雄之旅上已有 30 多年，这一切要从 20 世纪 70 年代早期，我们都还是加州大学圣克鲁兹分校（University of California Santa Cruz）的学生说起。当时我们遇见了NLP（神经语言程序学）的创始人理查德·班德勒（Richard Bandler）和约翰·葛瑞德（John Grinder），并密集地跟他们学习神经语言学。同时我们也有很多机会跟随格雷戈里·贝特森（Gregory Bateson）学习，他被认为是 20 世纪最伟大的思想家之一；我们也有幸师从米尔顿·艾瑞克森（Milton Erickson），他是才华横溢的精神科医师、催眠治疗的开山祖师、伟大的治疗大师。

毕业之后，我们各自发展，直到 20 世纪 90 年代中期再次相遇。当时我们两个人都结婚了，也有了孩子，我们各自在独特专业领域里开创了一片天地——斯蒂芬在艾瑞克森学派催眠领域以及心理治疗领域里，罗伯特在NLP领域里。尽管我们的研究领域不同，但我们惊讶地发现，我们各自的旅程带给我们许多类似的经验和结论。

我们惺惺相惜，并发现我们最有热情、一致认可的观点是每个人的人生都是一段潜在的"英雄之旅"。

英雄之旅的精华在于：你如何活出一个有意义的人生？你生命中最深的生命召唤是什么？你如何回应这个召唤？

如果你没有找到属于你的生命召唤，你很有可能会活在悲惨之中，觉得不快乐，感到很困惑，甚至最终导致很多严重的问题——可能是身体健康亮起红灯，可能是事业出问题，或是感情关系出状况。

当你踏上英雄之旅时，你将会获得丰厚的回报，如果你拒绝走这趟旅程，可能会产生很多痛苦。在这本书中，我们希望帮助你感受并发现你的英雄之旅是什么，你如何活出最有意义和价值的生命。我们想要探索你如何与自己心灵最深处连接并同频，然后感受、理解你在这世界做的所有事都与人类灵魂相互呼应。

一趟英雄之旅是一个唤醒和开放心灵的过程——对生命带给你和从你身上召唤出的一切保持开放的态度。而回应这个召唤并不总是那么简单。正是因为不简单，所以你需要成为英雄去面对它。

英雄之旅最棒的地方在于，感受到自己在这世间是一个有意义的生命存在。但相对地，也有巨大的挑战，要付出很多代价。哪里有光，哪里就有阴影，甚至可以说光线更强，阴影就更暗。活出全然的生命，则需要掌握并调整好这光与影的平衡。

关于这一点，另一种说法是我们要同时关注所谓的天赋（gift）与创伤（wound）。我们每个人内心深处都有一种天赋，让我们借此与世界贯通。同样地，我们每个人的内心深处也都有创伤。这些创伤并非仅仅起源于我们每个个体的生命之初——我们携带着原生家庭的创伤，我们承载着所处的文化的创伤，我们承载着地球的创伤。所以英雄之旅是感知到我们应该如何正向地与这些天赋以及创伤的能量深刻连接。

因此，英雄之旅有助于活出你的天赋，同时疗愈你的创伤。你生命的力度与丰满度存在于这两种能量中。而这两种能量会在你的亲密关系、职业生涯、身体健康、个人成长中发挥重大影响力——疗愈创伤和分享天赋的同步过程会永远相伴随。

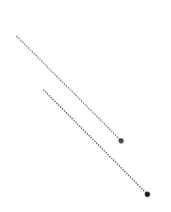

第一天
The First Day

旅程伊始

本书大部分内容是从我们在西班牙巴塞罗那举办英雄之旅工作坊的对话脚本中撷取出来的。我们相信英雄之旅是动态的、生气蓬勃的、持续演化的过程。因此我们觉得把工作坊的自发性、幽默和生气蓬勃的感觉忠实地呈现在书中是一种恰当的写作方法。书中我们会注明谁说了什么话，并原汁原味地保留我们独特的观点。好好享受这趟旅程！

斯蒂芬：大家早上好，欢迎！我们这堂课会探讨很多东西。

罗伯特：（用一种兴奋的语气。）你们准备好要开始这趟旅程了吗？

斯蒂芬：（用一种牧师般的口气。）亲爱的兄弟姐妹们，你们准备好了吗？

罗伯特：说"阿门"！（学员们都笑了，并大声说"阿门"。）

斯蒂芬：嗯嗯……这就是我们想听到的！现在你们有点脱离自己的常态，我们想要把握机会并通过每天早上念一首诗的传统来帮助你们更加深入自己的内心一些。当然，还有一部分原因是为了尊重我们爱尔兰人的血统。

罗伯特：我们两人都是半个爱尔兰人。我爱尔兰人的那一半是不好的部分。（学员们笑了。）

斯蒂芬：然而比我们爱尔兰血统更重要的事情是，在这次心灵探索中我们把隐喻和诗意看成语言沟通的基础。我们认为语言的字面意义是次要的，隐喻和象征意义才是主要的。

罗伯特： 语言学家乔治·莱考夫（George Lakoff）写了一本有趣的书《我们赖以生存的隐喻》（*Metaphors We Live By*）。莱考夫指出，人们通常认为隐喻只是基础字面语言的辅助性语言，是次要语言。但是他持相反观点，我们也是，他认为隐喻才是主要语言——我们是透过隐喻进行基础语言沟通的。儿童早在他们学习文字之前就已经浸泡在故事和隐喻的世界里很久了。所以我们心灵的语言是隐喻性的，不是字面意义的。

斯蒂芬： 从实际层面上说，这意味着我们对于语言如何进入身体，如何触碰到身体，又如何唤醒象征体验式的身体经验这一系列问题特别感兴趣。所以当我们谈论英雄之旅时，我们将不是通过头脑来探索，而是把这趟旅程深深吸入你的身体里，唤醒身体里所有的经验。

罗伯特： 在巴布亚新几内亚的文化中有一种说法：知识终究只是一个传说，除非它成为身体经验的一部分。所以你的英雄之旅以及你的生命召唤终究只是个传说，只是一个概念，直到这些经验变成你身体的一部分。你的目标、你的资源、你的潜力，这些都只是传说，直到它们存在于你的肌肉里、你的呼吸里、你的身体里。只等时机成熟，这些就会变成活灵活现的体验，蜕变你的生命。因此我们希望你离开这里时是充满生命力的、生机蓬勃的。有人想要活出最棒的人生吗？

斯蒂芬： （热情充沛地、顽皮地说。）大家一起说"阿门"！

（学员们笑了，也一起跟着说"阿门"。）

斯蒂芬： 今天早上我想跟你们分享的诗，是著名诗人德里克·沃尔科特（Derek Walcott）所写。你会听到沃尔科特谈到居住在人类身体里的两个自我。他（以及其他许多人）认为我们每个人都有两个自我，你可以称其中一个自我是"表现自我"，另一个是"观察自我"。我们在这里会用另一种说法，一个是"身体心智"，另一个是"认知心智"。我们在工作坊里有很大一部分内容会探讨这两个心智之间的连接。他们是处于敌对关系还是处于解离关系？其中一个是主宰地位，而另一个是顺从地位吗？还是这两个心智在你的生活中和谐共存？只有这两者在你的生活中和谐共存时，你的英雄之旅才能顺利地、真正地在这个世界展开。以下是德里克·沃尔科特关于这两者关系的诗《接踵而来的爱》（*Love After Love*）：

那一天将来临
当你，昂扬振奋
迎接你自己抵达
自己的门口，看进镜子里的自己
微笑欢迎镜中的自己，

并说，请坐，请用餐。
你将会再次爱上这个曾经作为陌生人的自己。
给酒，给面包，把心给回他
给那个一辈子都爱着你的陌生人

你为了别人而忽略了他
他默默记着你。
从书架上取下那些情书，

照片、绝望的信笺，
从镜子中剥去自己的形象。
请坐，好好享受丰富的人生。

斯蒂芬： 我们希望在这趟旅程的终点，你可以从镜子中走出来，好好享受快意人生，你内在的两个自我心智可以整合成为一个深刻的生生不息的自我，活出英雄之旅。

罗伯特： 遵循同样的精神，我也想为大家朗诵一些东西。首先是一首诗，内容是关于一个人在成长，听见身体深处的召唤，感受随着年纪增长带来的深刻的内在力量。这是从《驶向拜占庭》（*Sailing to Byzantium*）摘录出来的，是伟大的爱尔兰诗人威廉·巴特勒·叶芝（William Butler Yeats）所作。这首诗唤醒了我们两人心灵深处的某些东西——我们共同的恩师和导师米尔顿·艾瑞克森所教导我们的东西。我们认识他的时候，他年纪已经很大了，并且还有残疾，正在和可怕的疾病搏斗，每天在身体的极度疼痛中挣扎着，然而他似乎找到一种方法，可以超越病痛，与生命有更深刻的连接。对我而言，这首诗就象征着，英雄之旅在很多层面上永远没有终点。叶芝写着：

> 人老了，不过是一件废物，毫无价值，
>
> 就像一件挂在手杖上的破衫，除非
>
> 灵魂鼓掌歌颂，唱得更响亮
>
> 为终将消亡的衣衫上的每一道破痕。

罗伯特： 所以，在我们一起的旅程中，愿灵魂降临，拜访你，击掌、高歌，让你生命里每一道终将消亡的破痕带着欢庆与奉献，欣欣鼓舞，并越发高亢。

我要朗诵的另一句格言是玛莎·格雷厄姆（Martha Graham）的名言，她是世界公认的最伟大的现代舞先驱。直到90多岁她都还在教学、编舞、跳舞，她之所以能够这样活跃，或许是被生命的热情激发的：

有一种活力，有一种生命力，有一种能量，有一种躁动，通过你转译变成行动，在所有的时空里只有一个你，这是一个独一无二的表达。如果你阻断这种生命力，它将无法借助其他任何媒介存在而永远消失。这个世界也不再有它。你的本分不是去决定它有多好，有多大价值，或是拿来跟别人做比较。你的任务是保持身心管道的开放、畅通。你甚至不用去说服你相信你自己，或是相信你的工作。你必须让自己保持开放的状态，并觉察激励你的强烈欲望。

罗伯特：这就是英雄之旅的本质——保持你的身心管道开放、畅通。英雄之旅的一个关键步骤是认出并释放阻碍你身心管道畅通的部分，以及使你失去生命力和活力的部分。所以我们将寻找、发现并转化阻挡你体验独特人生经验的黑暗力量。这个工作坊的主要目的之一是帮助你发展一系列工具，拥有这些工具，不论是面对你的小孩，你的亲密伴侣，你工作事业的发展，或是你每天的生活质量，甚至是坐在像这样的工作坊里，都可以让你的身心管道畅通无阻。保持你的身心管道开放、畅通，让你的生命流动起来，你责无旁贷。

第一个原则：灵魂正在苏醒

斯蒂芬：我们提出用来开启英雄之旅的第一个核心前提是——

灵魂正在苏醒，进入这个世界。

思维、行为、经验、互动关系，这些都可以看作唤醒灵魂的表现方式。通过所有的形式——行为、思想、时间、空间、身份认同等，作为工具来唤醒灵魂。通过在每个时刻感受并同步灵魂，英雄之旅就此展开。

罗伯特：有个古老的提问，我们是假装神的动物？还是假装动物的神？

斯蒂芬：再说一次有什么选项？（学员笑了。）

罗伯特：所以我们是苏醒的灵魂，既有神性也有人性。

斯蒂芬：马里多玛·索梅（Malidoma Somé）的自传《由水与灵魂而来》（*Of Water and the Spirit*）中提到灵魂的原始性。马里多玛在西非出生、长大，之后到西方教学。他提到在他的文化传统里，刚出生的婴儿被认为是从另一个世界——灵魂的世界来的。而且这个灵魂选择这个时间、这个家庭、这种文化，诞生在这里，因为他或她要给这个世界带来一个礼物。

同时我们也认为，除了有一个礼物要带给这个世界，也带着需要疗愈的创伤。在这两种情况下，你都可以感受到在某个特定的时刻，这个生命，悸动的意识，正等待着要苏醒。通过与这种感觉同频，好事就会发生。

有意思的是，马里多玛这个名字的意思是"将神圣仪式带到敌人阵中的人"。在他的文化里，婴儿在出生不久后就被部落的长老带走，之后好几天的时间，长老们会用一种神圣仪式的语言询问："你为何来到这世间？你想要带给这个世界什么礼物？"就马里多玛而言，他的出生是为了将神圣仪式的疗愈力量带到西方世界。对于马里多玛的族人而言，西方世界已经丧失与灵魂的深刻连接，结果是对这个世界造成毁灭性的破坏。马里多玛的爷爷是一个酋长，他预言马里多玛会旅行到西方世界，并把疗愈力量带给西方世界。我们简短地描述马里多玛英雄之旅的美妙故事，这是一个真实发生在他身上的故事。有很多种方式可以感受原始的生命力。一个最常见的方式是怀抱着一个新生婴儿，或是与一个儿童连接，去感受他们身上携带的原始的生命力。

罗伯特：当你抱着一个新生婴儿，你很容易就会感受到被全然的临在能量所包围的感动。你真的可以感受到玛莎·格雷厄姆所说的一种独特的能量正在进入这个世界。保持跟独特的临在能量同频，它就会引导我们的英雄之旅。

第二个原则：灵魂通过人类神经系统苏醒

斯蒂芬：在第一个前提之外，我们加上第二个前提——

灵魂通过人类神经系统苏醒。

在某个层面上，这看起来似乎是微不足道的想法，因为这个前提再明显不过了。但是，我们必须承认，人类神经系统是有史以来最先进、最有创造力的乐器，或者说是计算器。无论是从它的可塑性、复杂程度，还是从它的能量来说，没有什么东西可以与之相比。佛教徒总是说当你投胎做人，你是中了乐透头奖！你赢得了最高奖项。你可以想象一堆灵魂排队等着投胎，等着转世到人世间，每个灵魂都等着被分派身份，进而展开下一段旅程。看着排在你前面的人，有的投胎成为蛇，有的投胎成为长颈鹿，轮到你要被分派生命的时候，他们说"好的，你下一辈子投胎做人"。或许你还记得那个神奇的片刻……你超乎意料之外地惊喜，这么幸运，无法言喻的快乐，因为你知道投胎做人会带给你最不可思议的蜕变潜力，会有一个最棒的自我梦想实现。投胎做人带给你无限生机，可以活出一趟英雄之旅。

当然，投胎做人并不会给你一本使用操作手册。一旦你进入人类社会，你每天不断地调着电视频道，八卦节目没完没了，广告也在耳边嗡嗡叫，你就会忘记这是多么棒的一件事。拥有人类身体这么棒的生物机器，其中一个负面影响是如果没有适当地调频，有些糟糕的体验会因此产生。

第三个原则：每个生命都是一段英雄之旅

斯蒂芬：在探索英雄之旅伊始我们就提到这个概念，所以我们知道为了继续英雄之旅，首先要感受心灵深处的灵魂，然后调频我们的身体同步展开这趟旅程。这里我们会提到第三个基础前提——

在英雄之旅中，灵魂通过时间/空间而呈现。

除了灵魂和身体之外，我们也强调英雄之旅的第三个重要元素，通过时间的弧线展开。我们看见，一个人的生命就像是一条风光旖旎的道路，包括过去、现在、未来。在这条道路上，许多感动的时刻交织一起，述说一个精彩绝伦的故事，吟唱一首婉转悠扬的歌曲，展现一段摇曳生姿的舞蹈。在这趟英雄旅程中，某些时刻你是独自一人；某些时刻，你接受许多其他正向能量的帮助；某些时刻，你甚至没有发现他们的存在。

罗伯特：在英雄之旅的定义中，我们把这些正向能量称为"守护者（guardians）"。在吉利根的生生不息自我疗愈工作坊里，我们提到英雄之旅会遇到许多所谓的"支持者（sponsors）"。这些正向能量会通过许多方式支持你并守护心灵深处的生命召唤。

比如，太平洋岛国多哥（Togo），当一个婴儿诞生时，村里的女人会为这个母亲和新生儿举办一个仪式。她们会带这个母亲和新生儿到森林里，然后环绕在这个新生婴儿的周围坐下，感受这个婴儿独一无二的灵魂，然后某个神圣片刻，其中一个妇女会开始发出一种美妙的声音，另一个妇女再加上一个颂唱，然后另一个声音加入，一个声音接着一个声音，她们为这个婴儿共同创造一首专属歌曲。这首歌只为这个婴儿创造，是独一无二的。

在这个孩子的一生中，不管是过生日还是其他重要日子，村里的女人们会聚集在一起唱这首歌。如果这个孩子做了糟糕的事或是生病了，她们不会惩罚他或是喂他吃药，而是聚集在一起为这个孩子唱这首歌，提醒这个孩子他是谁。所以这首歌变成了一种精神支持，陪伴这个孩子一生的英雄之旅。当这个孩子过世的时候，她们会聚集在一起最后一次为这个生命唱这首歌，之后就不再唱这首歌。

这是一个美妙的例子，说明我们都需要一群守护者，以便时刻提醒我们看到本真的自我，来支持我们一次又一次地保持与大自然连接的管道畅通、打开。

斯蒂芬：来自守护者的支持是非常重要的，尤其是当黑暗力量阻挡我们，不让我们活出生命最美的样貌时，不让我们继续英雄之旅时。例如，现代社会的主导力量，即"消费主义"的迷思——这个催眠的咒语是这样说的："你没有灵魂，你没有英雄之旅，你人生的主要目的是买一台冰箱，你在世界上最重要的事是吃芝士汉堡。"

罗伯特：麦当劳和星巴克。

斯蒂芬：罗伯特和我以身为美国人为骄傲——因把所有这些美好的物质礼物带到这世界上感到骄傲。（学员们笑了。）

罗伯特：当你跟你的灵魂分离时，你的管道就关闭了。你的管道关闭了，你就开始迷失在你的伤痛之中。你内心会浮现一个念头想要安抚你的伤痛，然后你就会吃更多、消费更多。"如果我拥有另一台液晶电视、一辆新车、一双新鞋子，那我就会没事了，那我就是一个还不错的人了，那我会感到更开心一点。"

斯蒂芬：我们常常发现，出现在一个人生命中的伤痛和病症，就好像是多哥妇女们的那首独一无二的歌曲。她们存在的目的是呼唤你回到与你灵魂的连接当中。换句话说，你可以认为人生当中的每个片刻经验都是为了唤醒你的灵魂进入这个世界。然后你可以进一步认为，人生当中独特、强烈的经验，不论是正向的或是负向的，在英雄之旅中都称为"生命召唤"。

罗伯特：一个召唤，唤醒你采取行动；一个召唤，带你走进冒险世界；一个召唤，让你成为最棒的自己；一个召唤，让你回归你的灵魂之中。

斯蒂芬：有些人或许一辈子都没有听到过生命召唤。有些人听到了，但拒绝接受这个召唤。作为一个心理学博士，我帮助许多人做心理治疗，我经常给个案一个最重要的诊断："在我看来，你本质上无法成为一个沙发土豆"。沙发土豆的意思是一个人就只会坐在沙发上看电视，喝啤酒，吃着薯片，一直这样下去，直到这个人看起来变成了一颗土豆。（学员们笑了。）然后当这个人有一天死了，他的墓碑上会写着："他看了很多电视，吃了很多薯片，一辈子都在抱怨，然后他就死了。"下一个是谁！（学员们笑了。）

所以，我们邀请你认真思考一下：在你生命的尽头，你希望你的墓碑上写些什么？

有些人就喜欢当个沙发土豆，沉溺于梭罗（Thoreau）所谓的"寂静绝望的生命"里。有些人真的可以做到这一点，日复一日活在浑浑噩噩的迷惘人生里。但有些人，我称之为幸运儿，就无法接受这样的生活，他们的灵魂承受巨大的折磨，痛苦着，呐喊着，"醒来！醒来！你的人生绝对不是只能这样昏昏沉沉地过日子！"

在英雄之旅工作中，我们会探讨的问题之一就是如何认出你的问题其实是一种英雄之旅中的"灵魂回归的召唤"和"觉醒的召唤"，因此你可以跟这些无可避免的障碍以及问题建立正向有益的关系，运用它们来帮助你自我成长和自我醒觉。

罗伯特：我在许多公司和组织里担任教练和顾问。对我而言，我很自然地会看到一个公司或组织是否丧失了它的灵魂，或是他们已经出卖他们的灵魂和正直。作为一个教练最重要的事情就是帮助人们重新唤醒他们与自身灵魂的连接。

在身份认同层面上，可以说每个人都有两个身份认同——灵魂和自我。自我的部分是我们从创伤当中建立起来的。这个部分与心理学上所说"理想自我（the idealized self）"息息相关——我认为我必须要成为一个被爱的人，成为一个被接纳的人，成为一个没问题的人。这样的自我囚禁了灵魂的发展——你在公司或组织里会看到这些。但有时候，奇迹会发生，灵魂再次浮现，吟唱着那首独特的歌曲，展开一段独特的旅程。

我们举一个很有趣的例子。我有一个同事参与了一家大型通信企业的研究计划，而这个研究计划与这家公司近期所遭遇的一个重大挫败有关。这家公司面临激烈的竞争，他们必须快速研发出一个产品来保持公司在特定市场上的占有率。这个产品研发计划如此重要，以至于公司组建了 1000 人的研发团队。后来的结果是，一个竞争对手研发出质量更好、价格更便宜、可更快速生产出来的产品，打败了这家公司。我同事参与其中的研究计划，目的是探讨为什么他们的对手只用了 20 个人的研发小组就击败了他们 1000 人的研发团队。这个大诘问是：一个 20 人的小团队如何完美地打败 1000 人的大团队？用英雄之旅的语言来说，我们认为这 20 个人的管道是畅通的，20 个人同心齐力回应一个召唤，总是会胜过 1000 个各自为政、不相为谋的自我。

所以我们如何在组织里"欢声雷动、击掌高歌"呢？是什么让一个人、一段关系、一个团体可以活出并维系生命力、创造力和愿景？这是我们在英雄之旅的工作中会提出并探讨的重要问题。我们希望在这个工作坊里探讨的素材和过程会帮助大家更加了解英雄之旅。

英雄之旅的架构

罗伯特：在开始探讨英雄之旅的大致架构之前，先让我们了解一下约瑟夫·坎贝尔（Joseph Campbell）。坎贝尔是美国神话研究学家，多年来，他致力于研究历史上许多不同文化中关于男人和女人的各种故事、传说和神话。坎贝尔注意到，在这些千奇百怪的故事和传说中，都有一个"深层架构"，他称之为"英雄之旅"。他第一本书的书名是《千面英雄》（*Hero with a Thousand Faces*），书中提到有成千上万种方式来表达英雄之旅，但它们都共同拥有一个架构。以下是坎贝尔对于英雄之旅地图架构的基本步骤，在这个工作坊里我们将用它来为我们的英雄之旅导航。

英雄之旅的步骤

1. 听见生命召唤
2. 响应并致力于生命召唤
3. 跨越门槛
4. 找到守护者
5. 面对内在心魔并转化心魔

6.发展内在自我和新资源

7.蜕变

8.带着祝福和礼物回家

1.听见生命召唤

罗伯特：英雄之旅是从生命召唤开始。就像玛莎·格雷厄姆所说的，我们来
到这个世界上，借助周遭各种因素而唤醒或觉醒我们独特的生命力
和活力。《当下的力量》（*The Power of Now*）这本书的作者埃克哈
特·托利（Eckhart Tolle）说，灵魂的主要功能是觉醒。我们生而为
人，不是到这世界上来睡觉的，我们是来活出生命的色彩的，觉醒
再觉醒，继续成长并进化。所以生命的召唤永远是召唤我们继续成
长，继续贡献、回馈，把更多的生命力或是生命的能量带到这个世
界，或者说带回这个世界。

斯蒂芬：通常召唤的诞生是从一个挑战、一个危机、一个愿景，或是一种个
人需求而来的。某种东西失去了，我们需要重新获得；生命的某个
核心部分受伤了，需要被疗愈；某些重大挑战浮现了，我们需要去
面对。不过同样的，有时候召唤可能来自灵感启发和快乐：你听见
一段优美绝伦的音乐，你感受到一种跨越时空的美丽，你热情地想
要对这个美好世界呈现更多；你感受到对你小孩满满的爱，爱的温
暖、强大的能量召唤你把那股原始的力量带到这世界；你热爱你的
工作，你脑子里唯一能够想到的就是对工作的热情。我们可以看到，
对英雄之旅的召唤可以来自极大的痛苦，或是极大的喜悦，有时候
同时来自两者。

罗伯特：我们要强调一点，英雄之旅的生命召唤跟自我心智所想象、设定的
个人目标不一样。自我心智想要另一台新的平板电视，喝更多啤酒，

或是拥有更多的钱、更大的名气、更高的地位。灵魂不需要这些东西，灵魂想要苏醒、想要疗愈、想要连接、想要创造；灵魂被内心深处的挑战唤醒，不是为了满足个人的自我虚荣心，而是为了成就和荣耀生命。当一个消防员或是警察冲进着火的大楼救人时，这并不是一种个人目标行为。这是一种挑战、一种冒险，没人能够保证你能够活着走出来，否则，就没有必要称你为英雄了。所以面对生命的召唤是需要很大勇气的。走上英雄之旅需要你不甘于平庸，成就非凡。

斯蒂芬： 另一件我们要探讨的事是你可能会在人生的不同阶段通过不同方式感受到自己的生命召唤。其中的一个练习，我们会邀请你回溯你生命召唤的历史。比如，一个简单的练习是这样的："花一些时间，回想一下你的过去，允许你自己回想起生命里那些感动的时刻，那个唤醒你内在最深刻生命力和美好的经验时刻。"或许是一个简单的问句："在生活里做什么会将你带到自我超越的状态？"你对这些问题的响应会带出一些你曾经有过的生命召唤的感受。

我们会持续强调，当你感受到生命召唤时，你的灵魂散发光芒、茁壮成长。当你注意到这种情况发生时，你开始感受、追踪并支持你自己的英雄之旅。这就是坎贝尔所说的"追逐你的幸福"。很多人误解了这句话的意思，以为是鼓励享乐主义，事实上这句话是鼓励我们感受自己灵魂燃烧最光明、灿烂的那个部分——当你感受到"幸福"，这"幸福"就是你来到这世界上最重大的意义。

罗伯特： 斯蒂芬之前说过，有时候生命召唤来自病症或是痛苦。我母亲在她50岁左右，有着不断复发的乳腺癌病症，癌细胞在她身体里不断转移——不仅是从一个乳房转移到另一个乳房，也转移到卵巢、膀胱、骨髓。医生告诉她，她只剩下几个月时间可活。你可以想见，这对我母亲来说是多么大的打击。当她听到医生这样说时，她感觉自己是个全然的受害者，完全不像个英雄。

我开始帮助母亲探索这样一个问题：我的癌症在告诉我什么？癌症带来怎样的召唤？癌症的召唤希望我怎样做？我母亲向这个探寻之旅完全敞开，深刻地体验自己的人生，而这完全改变了她的人生。连她的医生也感到万分震惊，我母亲不但快速地复原，而且几乎没有任何病症地多活了18年。她自己后来回顾那个时期，说道："癌症真的是发生在我身上最棒的事情了！我很幸运。我活过两个人生：第一个人生是在我得癌症之前，第二个人生是在那之后。而第二个人生比第一个人生精彩太多了。"

我们将在工作坊探讨这个问题：你的生命召唤是什么？这个召唤不见得是简单容易的——生命召唤不太可能召唤你在公园里走一圈。这个生命召唤很有可能是艰辛困难的，是一条遍布荆棘、挑战的美丽道路。这样的道路通常会中断你无趣、平庸、静止的人生。当我与企业中的人一起工作时，我会指出，一个生命召唤并不是你眼前生活的进阶版那么简单。一个生命召唤和一个愿景会把你光明灿烂的未来带入当下生活，有可能全然中断你眼前的生活，你再也回不到过去那种熟悉的生活。

英雄之旅的关键之一在于接受生命召唤，并且在英雄之旅上全情投入。

2.响应并致力于生命召唤

罗伯特：正因为这个召唤看起来是如此艰巨的挑战，通常伴随而来的是坎贝尔所说的"拒绝召唤"。英雄想要逃避这个召唤所带来的麻烦、挑战。"不用了，谢谢你；让其他人去面对这些吧；这对我来说太困难了；我没有时间搞这些东西；我还没准备好。"这些是在面对召唤时经常出现的说辞，用来拒绝召唤。

斯蒂芬：有时候这些负面响应不仅来自个人内心，也可能来自外在环境——家人、朋友、外界批评［坎贝尔称之为"食人怪物（ogres）"］、社会。你可能听过别人这样告诉你，"你这想法太不切实际"。又或者，就像许多女孩或妇女被社会批评，"你这样想太自私了"。有时候，这会造成你从生命召唤里逃离，幸好情况并不总是这样。

我有个朋友名叫艾伦（Allan），他是美国后现代艺术的重要代表人物之一。艾伦从有记忆以来就一直想当个艺术家。但是他的父亲是纽约有名的律师，一直想要艾伦继承他的衣钵。他父亲一直给他洗脑："你不会成为一名艺术家。你将会是我律师事业王国的继承人。"他父亲会带还是小孩的艾伦到他的纽约律师办公室，给小艾伦看为他预留的办公室。令人惊讶的是，父亲已经把小艾伦的名字刻在办公室的门上。

艾伦的潜意识非常有创造力，也很顽固，就如同他父亲一般。艾伦患了非常严重的哮喘病，必须搬家到亚利桑那州的图森（Tucson），那里的气候才不会造成哮喘发病，这让艾伦远远地逃离了父亲的魔掌。艾伦在亚利桑那州快乐地长大，并且全力学习他喜欢的艺术。这对我们而言是个再好不过的例子，告诉我们艾伦的潜意识如何确保他热情地响应生命召唤。许多人都有类似的故事，不论是大事件或是小事件，他们躲过那些打压，确保他们可以响应生命召唤。

罗伯特：以我母亲为例，当她开始向内看并且改变自己时，她的主治医师很认真地注视着她，告诉她他很肯定这一切所谓的探索都不过是"一派胡言"，最终会让她"疯狂崩溃"。然后另一个她以前当护士时一起共事的医生告诉她，"如果你真的在乎你的家人，就要好好珍惜与他们在一起的剩下的时光"——这是一种很有趣的"催眠暗示"。其背后有个假设："你很快要死了，在这种时候活出自己的生命是一件很自私的事。你应该帮助你自己和你的家人准备后事，不要再演出这种无聊戏码。"听他这么说，我母亲很快就决定不再跟这个医生一起共事。

有趣的是，这个医生在六年之后生了一场重病。他的病并没有像我母亲的那么严重，这个医生却选择自杀结束了自己的生命。这个医生的太太跟他一起自杀，而大家都搞不清楚到底他太太是自愿的还是非自愿的。或许，就像这个医生自己说的，他无法留下家人承受伤痛。

所以，不论从内或是从外都可能有力量阻挡你的生命召唤之路。我们工作的一个重要部分就是认出这些障碍，并跨越这些障碍。

3.跨越门槛

罗伯特： 一旦你响应这个召唤，下定决心踏上自己的英雄之旅，接下来会发生的就是坎贝尔所说的"跨越门槛"。你现在踏上旅途，你现在正在经历英雄之旅。"游戏正式开始了。""门槛"这个词有几个意义。其中一个意义是，越过门槛之后就是一片全新的天地，一个新的国度，一片未知的、不确定的、无法预测的、难以捉摸的乐土。

门槛的另一个意义是你已经来到舒适圈的外围边界。在进入门槛之前，你生活在已知的领域里，你活在舒适圈之内，你知道生活的大小细节。一旦你跨越门槛，你就在舒适圈之外了。事情会开始变得困难、有挑战性、风险很大，很多时候是痛苦的，甚至可能有致命的危险。进入这个危机四伏的、未知的全新领域对于英雄之旅而言是一种重大挑战。

门槛的第三重意义是，一旦跨越门槛就没有回头路，你再也回不去了。这就好像生孩子一样，你不能只是很简单地说："不好意思，我犯了一个错误。我没想到养小孩这么辛苦。我不要了。把这个小孩塞回去，拜托。"一旦跨越了门槛，只有一个方向可以走，就是继续前进。

所以你的门槛就是你到达一个点，你进入一个全新的、充满挑战的、从来未曾到达过的领域，你再也没有回头路可以走。

斯蒂芬： 也正是在这个门槛上，你的日常心智再也无法正常运作。你的日常心智只知道如何创造重复故事的不同版本，这就有点像是试图用"在快要沉船的泰坦尼克号游轮上重新安排座椅"的方式来拯救沉船。这个老旧方法无法创造新的生活。所以当你发现你的意识心智无法在英雄之旅领航时，你可能会经历许多仓皇失措的反应——麻痹、困惑、颤抖、不确定性、晕厥等。这些所谓的"细微线索"告诉你，你已经接受召唤，踏上了一条英雄不归路。

你的意识心智无法带领你踏上英雄之旅——这个概念在我们工作坊里是一个中心思想。因此，在工作坊里一种实操性的探索是如何在一些关键点上重组你的意识，达到一个生生不息的自我心智层面。这个心智可以给你提供足够的智慧和勇气，让你自在航行在英雄之旅上。

4.找到守护者

罗伯特： 坎贝尔指出，当你开始走在英雄之旅上，你必须找到守护者。谁会为我唱诵那首属于我的独一无二的歌曲，并提醒我，我是谁？谁拥有那些我一无所知却是英雄之旅必备的知识和工具？谁可以提醒我，这趟旅程是可能实现的，并且在我最脆弱的时候给我提供支持和帮助？谁是我的老师、我的导师、我的贵人、我的唤醒者？

持续寻找，这是旅程中你要学习的重要部分。当然，这是你的旅程，不是那种任何人都可以帮你完成的旅程。你需要聆听自己的内在，从内在学习，并不时咨询自己。但同时，这趟旅程也不是你可以单凭一己之力独立完成的。这不是一趟小我的旅程，而是一趟挑战你超越自己极限的旅程。

就这一点而言，分辨英雄和胜利者（champion）的差别是很重要的。英雄是接受生命的召唤去完成非凡事情的平凡人。胜利者是为了他们认为的某种正确的理想而奋斗的人，这种理想便是他们认为的正确的世界观。他们的理想是绝对正确的，任何反对他们的人都是敌人。所以，胜利者会把他们的世界观强加在别人身上。

斯蒂芬：因此胜利者通常会这样说："你如果不是我的朋友，那就是我的敌人。"（学员们笑了。）

罗伯特："我们为了真理战斗、为了正义战斗、用美国人的方式战斗……在世界各地战斗。"（学员们笑了。）"我们会通过占领你的国家来解放你们。"

斯蒂芬：关于守护者，我们需要明确一些观点。守护者可以是真实的人，例如朋友、家人、导师。守护者也可能是历史人物或是神话生灵。比如，当我想到我身为一个医者和治疗师的成长道路时，我会冥想那些前辈们，那些伟大的医者和治疗师付出他们的爱，贡献他们的生命来巩固治疗的传统和创新疗愈的方法。在冥想中，我感受到他们的支持穿越时光，穿越不同的文化，从不同的地方来到我身边，成为我谦卑旅程的守护者。所以我们将会探讨另一个伟大的问题：我如何感受到这些守护者，并与他们保持连接，让他们在我的英雄之旅上引导我、支持我？

5.面对内在心魔并转化心魔

斯蒂芬：英雄和胜利者的一个主要差别是他们与坎贝尔所说的"恶魔"之间的关系。恶魔是英雄之旅上阻挡你前进的人、事、物，他们有时候甚至威胁到你的生存，以及你深刻连接的人的生存。英雄之旅上一个重要的挑战是你如何面对这些"负面他者"——你自身内在的或是你生活周遭的负面能量。胜利者想要主宰并摧毁任何跟他/她的理想自我相违背的人、事、物。英雄则在一个更高层面上运作，一种与恶魔产生连接并转化、蜕变恶魔的层面。英雄接受召唤，不仅是蜕变他/她自己，同时也蜕变他们所存在的更大关系场域。这是一个较深层的改变过程，并且这种改变需要一种不同的更高意识心智，这也是我们这次旅程中探讨的重点。

罗伯特：在很多情况下，英雄之旅的高潮是我们如何面对所谓"恶魔"的挑战——一个看似恶意的临在，威胁你并尽一切可能阻止你达成你的生命召唤。坎贝尔指出，一开始你可能会认为这个恶魔来自外在环境并对抗你，但英雄之旅会帮你认识到这个恶魔并不是源于外在，而是存在于你的心里。而这个恶魔本身只是一种能量、一种现象，它既不好也不坏。

所谓的恶魔，其实是某种我所害怕或恐惧的东西。如果我不害怕的话，它就不是恶魔。我对于某人或是某物的反应——我的愤怒、我的沮丧、我的悲伤、我的罪恶感、我的羞耻等，才会让某人或是某物变成恶魔。这会让问题变得很棘手。恶魔其实就是我们在镜中看到的自己。它呈现了我们的内心阴影——一种我们不知道如何面对或是处理的反应、感觉及内心部分。我有时候会把它们看成"内在恐怖分子"。

斯蒂芬：具体来说，恶魔可能是一种成瘾症、一种抑郁症、一个前妻……（学员们笑了。）

罗伯特：在一个公司里，恶魔可能是一个财务危机、一个成长衰退、一个新的竞争对手等。

斯蒂芬：你的恶魔可以是萨达姆·侯赛因（Saddam Hussein），奥萨马·本·拉登（Osama Bin Laden），或是乔治·布什（George Bush）。（学员们笑了。）

罗伯特：恶魔可以是你的身体健康，可以是你的老板、你的母亲、你的婆婆，或是你的小孩。我们（以及坎贝尔）在这里强调的重点是：你与某人、某事、某物的关系会造就恶魔的诞生。

6.发展内在自我和新资源

罗伯特：因此，一趟英雄之旅永远是一趟蜕变之旅，特别是个人的蜕变之旅。当我在公司和组织里工作时，我会提及蒂莫西·高威（Timothy Gallwey）所说的"内部游戏"与商业上的"外部游戏"的区别。在任何活动中要获得成功——不管是职业运动、你的工作、你的亲密关系，或是艺术的追求——都需要一定程度的对外部游戏的掌控（比如，特定的选手，规则的设定，需要的特定体能技巧，行为模式，等等）。许多人可以在外部游戏里游刃有余，但是要达到最高水平的表现，则需要同时精熟内部游戏。也就是说，这与个人处理压力、失败、阻力、批评、障碍、失去自信心等有绝对相关性。

英雄一定要学会的一件事是精熟内部游戏。要做到这一点，仅有我们的意识心智参与是远远不够的，需要情绪心智、身体心智以及灵魂智慧的参与，包括与更大场域意识的连接——一种超越小我头脑的深刻感知智慧。在英雄之旅上，你必须成长。如果拒绝学习和成长，你就无法成为一个英雄。

斯蒂芬：我们可以用很多种方法来描述内部游戏的发展。我们在这里称之为内在自我的发展，那是一种直觉的智慧，将意识心智与更大场域心智连接，带来更强的自信心、更深刻的理解、更多精妙觉察，以及许多层面上的能力增强。

7.蜕变

罗伯特：你在自己内在开发了新资源并找到你的守护者，就准备好要面对你的心魔（最终面对自己内心的阴影）了，然后在伟大的英雄之旅中进行挑战。坎贝尔把这些挑战称为"试炼"。

斯蒂芬：这是充满挣扎、奋斗、战斗的时刻，它会创造出新的认知和资源。此刻你在自己的内心，在这世界上创造出从未曾出现过的、独一无二的东西。这就是我们所谓的生生不息：超越前人，创造出一个全新的境界。这个过程，可能需要花很长一段时间。可能是一段20年的婚姻，可能是一辈子的工作心血，可能是多年的探索和创新。这期间可能会遇到许多失败和挫折，可能面临绝望、看不见未来的情境。这些都是英雄之旅可能遇到的问题。作为一个英雄，你可以应对这些挑战，创造新的资源，并成功地克服这些挑战。当你能够成功克服这些挑战时，蜕变就随之而生。

8.带着祝福和礼物回家

罗伯特：英雄之旅的最后阶段是回家。回家对于英雄之旅而言有几个重要目的。其中一个目的是与其他人分享你在旅程中所学到的东西。英雄之旅并不只是个人的小我旅程，而是一个为了个人以及更大范围的公众所做的蜕变过程。所以当英雄回归时，他／她必须找到一种方式与其他人分享成果。英雄经常变成导师。除了给予之外，英雄也接受其他人的认可、称赞，来完成整个英雄旅程。现在你已经蜕变了，你跟过去不一样了。英雄应该要"衣锦还乡"。

斯蒂芬：比如，我有个朋友是著名的心理学家，他完成了一些有意义的工作。他跟我分享说，他小时候喜欢看与伟大科学家有关的老电影，像有关玛丽·居里（Marie Curie）、路易斯·巴斯德（Louis Pasteur）的电影。这些电影都有共通的"英雄之旅"模式：生命早期的召唤，听从召唤，经历较量，辛苦奋斗获得伟大发现，等等。这类电影的结局总是，科学家站在许多人面前接受掌声和赞美，而在他们奋斗的早期也受到同一批人的嘲讽和攻击——如今他们因为毕生的心血、杰作而获得世人的赞赏和认同。我的朋友总是受到这类电影的感动、启发，感觉有个声音在召唤他，要为这个世界做些有意义的事。他告诉我，最近当他在数千人面前被授予终身成就奖，他感觉过去那些老电影的结局发生在自己身上，就好像他很多年前接受的那个催眠暗示，与电影里的伟大科学家感同身受。那些电影反映出他的生命召唤，而这个终身成就奖就是对他在英雄之旅中获得成功的最大肯定。

然而，就像坎贝尔指出的，在这个阶段也会出现许多抗阻。有时候，英雄不想要回家。他感觉很疲累，或许担心别人不了解他，或许太过于享受身处更高意识的巅峰状态而不想回归。所以，就如同响应生命召唤会有抗阻，关于回归也可能有抗阻。有时候，就像坎贝尔所阐明的，必须通过某个人或某种事物来带领英雄，召唤英雄回家。另一个问题是，社会可能不欢迎英雄回归。领导者从山上下来时，却发现他的子民在派对狂欢；战士们从战场上回家可能并不受欢迎，或是他们的光荣并未被人们目睹和尊敬；人们可能不想听一个英雄为社会付出的故事，而只想疗愈自己。因此，尽管通过更高意识克服了挑战，但把这些成就整合带进日常生活中可能是一个更大挑战。但还是有许多英雄会完成这个最后的阶段。米尔顿·艾瑞克森是我们两人的伟大导师，他就是完整英雄之旅的最佳案例。在他精彩、丰富的人生中发生了一个大事件：17岁时他因罹患严重的小儿麻痹症而瘫痪，这恰恰是在刚刚开始成年的年纪，一个典型的"受创伤的疗愈师"被严重的疾病或创伤击倒了。所以有别于一般人正常地进入主流社会，艾瑞克森与正常的生活分隔，必须展开他自己的疗愈旅程。在艾瑞克森的例子里，医生告诉他，他一辈子都会瘫痪、无法动弹。艾瑞克森并没有屈服于这样的负面催眠，他展开了一系列身体、心理探索之旅，他想看看如何自我疗愈他的身体疾病。出人意料之外，他成功地重新获得走路的能力，接着他学习运用并发展身体、心理协同运作的资源来疗愈自己的疾病。此后，他把这些先进的学习和研究成果运用于他的精神科医生的职业生涯中，帮助更多人运用他们自身的独特能力来疗愈和蜕变。

当我们遇见艾瑞克森时，他已经是一个老人。他有许多病痛，身体很虚弱，无法每天治疗更多的病患，所以他大部分时间是在教导学生。认识他时，我是一个穷学生。我当时一星期只有十美元维持生计，这在那个年代可以说是经济拮据。但是我内心深处知道，我必须跟这个老人学习，因为他可以唤醒我内心深处某种很重要的东西。我问他："艾瑞克森医生，我可以定期回来探访你，做你的学生吗？"

他回答我说："可以。"

我接着问："那我要付你多少学费？我想我应该可以拿到一些助学贷款，所以如果你告诉我要付多少学费，我会想办法筹钱。"

他说："喔，那个部分你不用担心。你不用付我任何钱。"他跟我们这一群年轻穷学生都说同样的话。他当时退休了，房子的贷款也都缴清了，他的小孩都长大离开了家，他没有任何经济上的压力。他只是很单纯地回馈这个社会——贡献他经历英雄之旅所带来的礼物。我持续跟他学习了将近六年，从来没有付过一分钱给他。他会让我们睡在他的客房里，或是睡在他的办公室里。他对我们说的是："你可以回报给我的是，把你在这里所学到的任何有帮助的东西传承下去，带给其他人。这是我希望你们回报我的方式！"在我人生的很多时刻，我多么希望当初我付学费给这个老先生就好了，免得到现在还欠他人情债。（学员大笑。）……但事实上没有。

我想，你们可以体会到这是一个关于英雄之旅的动人故事。当我与艾瑞克森相遇时，是他人生的最后阶段，他致力于回馈这个世界，并把他所获得的天赋传承给其他人。

罗伯特：附带一提，不仅当初那个医生告诉艾瑞克森他一辈子都将瘫痪，而且艾瑞克森初次小儿麻痹病发时，他躺在床上，听到那些医生告诉他母亲他活不过当天晚上。艾瑞克森觉得医生跟一个母亲说她小孩见不到明天的太阳，这是一件多么残忍的事，所以他决定要证明给那些医生看，他们的判断是错误的。他在自己的身体里探索，看看身体有哪些部分是可以移动的。他发现唯一可以凭意志移动的是他的眼睛。所以当他母亲进房间探望他时，他会花好几个小时试着移动他的眼睛，吸引母亲的注意。一旦他成功地吸引母亲的注意，他又会花好几个小时用眨眼建立一个信号沟通的系统，让他母亲知道他想要把床转移方向，使之面对窗户，确保他可以看见第二天早上的太阳升起。因此，"灵魂再次鼓掌欢呼"！在意识深处的某种东西被唤醒了，英雄之旅就继续进行。

斯蒂芬：刚才我们所说的这些，是英雄之旅的基本步骤。在工作坊的这几天中，我们运用这个框架，允许你探索、发现、深入你的英雄之旅。我们会用体验式的方法来探索这一切。在台上我们会做示范，然后邀请你与旁边的同学一起练习，发展出属于你自己的所学和理解。所以课堂上你不仅仅是在自己身上工作，同时也是做一个好的教练帮助其他同学。

罗伯特： 要做一个好的英雄，其中的部分学问同样适用于做一个好的守护者。如果你的职业是治疗师或是教练，很重要的一点是保持觉察——这是你个案的英雄之旅，不是你自己的英雄之旅。我看过很多专业人士，尤其是在NLP领域里，他们会说，"喔，我的个案正在面对恶魔！我是英雄，我要运用我厉害的专业能力杀死个案的恶魔！切换这个恶魔，重新框架这个恶魔，给恶魔下心锚。"当你试着要去"拯救"或是"疗愈"你的个案时，你正在告诉你的个案："是的，你就是一个受害者。继续当一个受害者，我是英雄，让我来拯救你。"或是在另一个层面上："我是胜利者。我需要一个受害者来让我的小我感觉良好。我为我自己做这件事，不是为你做的。"所以，请谨记在心：当你是教练的时候，你是守护者。你有你自己的英雄之旅，同样地，你的个案和伙伴也有他们自己的英雄之旅。你不需要在他们的旅程上当英雄，而仅仅作为一个好的守护者和一种资源。

这就是我们的地图。下一步是"将这些牢记在身体里"。

生生不息的大我（*Generative Self*）

罗伯特： 我们简单地介绍了英雄之旅的基本路线图，也提醒大家有些特定的原则和工具可以为你行走在这条道路上提供帮助。比如，当你走到一个门槛，你了解到下一步就是跨进未知的领域，你再也无法只是简单地依靠平常的意识心智功能前进。好消息是，你并非一定要依靠这个意识心智，你还有其他的心智可以运用。英雄之旅是一个绝佳的机会，让你深入学习运用你的其他心智。

斯蒂芬：这是我们即将要探讨的两大主要框架中的第二个框架。第一个框架与英雄之旅的步骤有关。第二个框架是发展必备的工具以及其他心智，来帮助你成功度过这趟旅程。第二个框架的重点部分我们称为生生不息的大我。这个部分首先基于我 30 年来的专业工作成就——从作为艾瑞克森的学生时开始着手，后来我把武术等其他专业发展融合进来。

图 1.1 呈现了生生不息大我的核心主题。我们先提其中三点：（1）灵魂正在苏醒，（2）进入人类的身体神经系统，（3）进入一段英雄之旅。我们现在将进入（4）生生不息的大我，它有三个可以识别的心智——身体心智、认知心智、场域心智。（5）这三个心智可以在意识的三个层面上运作：原始层面（或称为退行层面）、自我层面、生生不息层面。为了在英雄之旅上翻山越岭，你需要调频这三个心智到其最高层面——生生不息层面，然后蜕变转化，创造力和疗愈就可能发生。我们聚焦于把你的身体心智、认知心智、场域心智提升到最高的生生不息层面，以便你可以在自己的英雄之旅上乘风破浪。

1. 灵魂正在苏醒

» 灵魂疗愈创伤的天赋

» 灵魂是最深层的身份认同

» 每当日常身份失去稳定时，灵魂就苏醒了（像狂喜或是暴怒）

2. 进入人类的身体意识里

» 人类的身体神经系统是有史以来最先进、最复杂的意识发展乐器

» 如果你不好好学习如何演奏这个乐器，麻烦就大了

» 你的生命经验就是你个人状态的一个功能

» 调频人类意识加上灵魂就等于生生不息的大我

3. 进入一段英雄之旅

» 每个人的人生都是随着时间推移向这个世界逐渐打开的弧线

» 人生旅程有很多死亡和重生的循环

» 英雄之旅的核心是灵魂苏醒

» 苦难和挫折是生命召唤 / 英雄之旅给我们的一个讯号，提醒我们失去连接了

4. 运用三个心智

» 身体心智、认知心智、场域心智

» 这三个心智的整合会唤醒一个生生不息的大我

5. 在三个意识层面上运作

» 原始层面（完整的潜意识，不带有自我觉察的场域）

» 自我层面（分化的自我意识，有觉察但没有场域）

» 生生不息层面（在大我里有着分化的自我意识，部分和整体同时运作）

资料来源：斯蒂芬·吉利根著作《生生不息的自我的五个前提》
(*The Five Premises of the Generative Self*, 2004)

图 1.1　生生不息大我的五个核心概念

三个心智：身体心智、认知心智、场域心智

斯蒂芬： 第一个心智存在于你的身体里，我们称之为身体心智。这是动物心智，也是孩子最主要的心智。身体里存在许多智能和聪明模式，有些你可能知道，有些你可能没有发觉。

罗伯特： 我们想提醒大家，你的身体并不只是一个通过头脑控制的机器，你的身体也有智力。事实上，你的身体很聪明。

斯蒂芬： 你们记得是谁这样说过："上帝给了人两个头脑，但只给了一次供一个头脑工作的氧气？"乔治·布什说的？（学员大笑。）

罗伯特： 我想是约翰·列侬说的吧。（学员们大笑。）

身体里其中一个脑子称为肠大脑，或是腹内肠神经系统（"肠"的字面意思是"存在于胃里面"）。现代神经科学家研究发现，围绕大肠和消化器官的神经系统有着相当于一只猫的大脑一般的复杂和精密程度。所以你有个猫大脑在你的肚子里。（学员们大笑。）当一切都很顺利的时候，肚子就会发出咕噜声。但是当感受到威胁时，肚子就发出嘶嘶声！（更多笑声。）

还有更多的研究显示，你的心脏并不只是一个机械泵。心脏也有一个脑（参阅Gershon, 2002）。我有一个同事，他是普通外科（及消化器官）方面的专家，有超过 25 年的从医经验。他也是哈佛大学医学院的外科研究员，美国科学发展协会的成员。在最近一个医学大会上，他谈到了心脏移植手术的病人。在病人恢复的过程中，他注意到病人有些不寻常的行为。病人开始爱吃以前从来不吃的食物。病人开始迷恋听以前从来不会接触的音乐。病人开始喜欢到某些地方旅行，而这些地方是他之前完全没有任何印象的。[（关于心脏移植病人的人格改变描述，参阅保罗·皮尔索尔（Paul Pearsall）所著的《心之密码》（*The Hearts Code*,1998）]

这看起来是一个很大的谜题，直到他们开始调查心脏捐赠者过去的生活习惯。他们发现，这个病人，也就是心脏接收者喜欢的这些食物是心脏捐赠者生前爱吃的食物；心脏捐赠者在过去是一个音乐演奏家，而这些音乐正是心脏接收者后来开始喜欢听的音乐；心脏接收者开始喜欢去的地方，原来是捐赠者过去人生重大事件发生时所在的地方。根据严格的保密条款，病人和医生都不知道也无从获得捐赠者的个人历史或是喜爱偏好。不知道为什么，捐赠者的这些喜爱偏好就随着心脏转移到接收者身上。

斯蒂芬：英雄之旅的某些核心经验，即天赋和创伤，这些经验的一个特质是你会在身体深处体验到它们。所以当你处于一种痛苦的状态时，它并不只是一种理智经验，你身体深处的某些东西也开始启动。相似地，当你感受到你心灵深处的天赋时，埋藏在身体深处的某些东西也开始"欢欣鼓舞、雀跃高歌"。所以身体心智是最基本的心智，是其他心智的基础。而你的意识品质很大程度上取决于身体心智的品质。

第二个心智是认知心智，你可以理解为头脑里的心智……

罗伯特：认知心智是讲逻辑、重分析的心智……

斯蒂芬：……这个心智负责画图、陈述、排序、标记、计划、赋予意义，以及其他许多美好的人类活动。

第三个心智是场域心智。意识不仅存在于你的身体里，也存在于你的身体周遭。我们都活在一个多重、共同存在的互动的场域里：历史、家庭、文化、环境。你可能在NLP的场域里工作，或是活在一个压抑的恐惧场域里。如何参与这些场域，超越这些场域，是人生中的重大挑战。

罗伯特：在第三代NLP，场域这个概念可以用第四感知或是"我们"位置来概括描述。第一感知、第二感知、第三感知的方位（自己、他人、观察者）是与人类互动系统中重要的个人视角有关，这些方位可以称为互动的"空间"。这个空间中的关系与互动模式产生了有关的场域。第四个感知同时包含且超越其他三个感知。

我们用一个比喻来讲关系场域的概念。如果你把两个氢原子与一个氧原子结合在一起，会产生一种神奇的化学变化。你会得到水，而水既不是氢原子，也不是氧原子。水分子包括这两个元素，而且超越这两者。如果你把氢原子拿开，就不会有水了；如果你把氧原子拿开，也不会有水了。水是超越氢原子和氧原子的物质，它是由互动关系创造的第三者。

关于场域心智的概念，格雷戈里·贝森特是这么说的：

> 个体心智无所不在，而不是只在身体里面。它存在于身体之外的信道和信息里；并且在这当中还有个更大的心智存在，而个体在其中只是一个次要系统。这个更大的心智可以跟神相提并论，或许人们就把这个部分称为"神性"，但它仍然存在于整个相互连接的社会系统和地球的生态环境里。
>
> ——《走向心智的生态》（*Steps to an Ecology of Mind,* 1972）

贝特森的"更大的心智"也就是我们所谓的"场域心智"的一个例子。

斯蒂芬：这里有个重点，如果我们要在英雄之旅中畅行无阻，需要调频并连接这三个心智。你们当中如果有人是天主教徒，应该会很高兴听到我如此实际地运用天主教十字架三位一体的象征……因为这三个心智是……（触碰额头，触碰心的位置，然后张开双臂）。

（学员们笑了。）

罗伯特：天父（神）是认知心智（触碰额头）。

斯蒂芬：耶稣（是圣子）……

罗伯特：……圣子，是身体心智（触碰心的位置）。

斯蒂芬：圣灵……（张开双臂）。

罗伯特：……是场域心智。

斯蒂芬：我们寻找了很久，想把我们小时候的天主教信仰进行实际运用，终于我们可以对你们说这是神秘的三位一体。（学员们笑了。）

意识的三个层面：原始意识、自我意识、生生不息意识

罗伯特：现在，我们探讨一下这三个心智的生生不息层面，有些原则可以帮助我们获取三个心智的生生不息资源。

斯蒂芬：每个心智都可以在不同层面上运作。一个现实的层面，我们称之为"自我层面"，是一种"日常"条条框框里的心智。因此，当你从意识的基础层面来看你的身体心智的运作时，你每天做着日常的工作，身体很自然地会把这个看成"真实的"。或是你会把身体看成一个愚蠢的动物，每天推动着这个身体前进。早晨你给自己灌进很多的咖啡，忙碌地去工作，然后逼迫自己的身体承受疯狂忙碌的一天。然后夜晚来临，你回家了，把一些食物灌进身体里，或许加上一些酒精，然后"放松"。你晕过去，睡着了，隔天早上起床，日复一日重复同样的生活。

在身体心智的自我层面，你没有感受到身体的魔法，也没有感受到身体所拥有的充满创造力的神秘力量。你感受不到它与老祖先的智慧连接，与直觉的连接，与勇气和温柔的连接。因此，如果你在英雄之旅上遇见挑战，你需要切换你的身体意识到一种更高层次的状态。

罗伯特：我们称这种更高层次的状态为"生生不息状态"。

斯蒂芬：那些有突出成就的人——艺术家、运动员、大老板、疗愈者——都知道如何让他们的身体切换到一种更高层次的意识状态。他们知道如果要让自己成为生生不息的人，首先要将他们的身体心智提升到更高的意识层面。伟大的成就者总是做高强度的练习，来达到巅峰状态——一种生生不息的身体心智的状态，并维持在其中。我们会教导你如何做到这一点，以使你成功地面对生命中的重大挑战以及生命召唤。

罗伯特：这些不同的层面就好像你开车要换挡一般。在英雄之旅上，你有时候要换挡才能够面对路上所遇到的困难和挑战。

斯蒂芬：很讽刺地，当遇到困难和挑战时大多数人的反应是切换到较低挡，而不是更高挡。这就会让挑战变成僵局、困境。个人意识退化到一种原始状态，便无法产生任何新的反应或学到新的东西。

比如，当美国发生了9·11事件后，美国人内心的日常身份认同破碎了。我记得当时我正在看电视，我内心有个声音说："现在，所有传统的界限消失了，所有传统的方法消失了。"然后我心里想着，或许我是有点太过乐观和天真："这对我们所有人都是一个绝佳的转机，大家同心协力，可以将人类带到一个更高境界。"我们有很多"守护者"，他们让我们的意识成长起来。可惜我很难过地看到事情不是我想象的那样。我个人认为，美国在面对这样艰巨的挑战时，深刻地迷失在报复里，错失了成长机会。

罗伯特：因此我们说有一种退化的可能性。上面的例子就像是意识退化到更原始的状态。

斯蒂芬：在那种状态下，你找不到一个智慧的、聪明的回应方式，你会进入一种更原始、更基本、在自我意识发展之前的原始状态。更多情绪能量、更少线性思维、更多强烈的画面图像，我们回到了像原始人一般的意识。当你失去你的身份认同时，这种情况就很有可能发生。

这可能是失败、创伤，或损失造成的结果。你可能生意失败了，公司原来的正常运作就分崩离析；你可能面临亲密关系里的重大危机，你原先的正常生活就崩坏瓦解。

但这也有可能是一个自愿的、正向的过程。你坠入爱河，然后跟一整片幸福的海洋重新连接。你从飞机上跳下来（希望带着降落伞），你享受一个狂欢舞蹈的夜晚，与你的朋友聊天到天明。这些活动都会让你从自我小小的框架里跳脱出来，回到原始的意识流里。

这并不是坏事，因为这会把你带到原始意识深处。你需要偶尔让自己丧失理智，回到原始层面，重新创造、重新塑造你在这个世界的临在身份。从自我意识切换到原始意识，不论是在正向或是负向的条件下，都会把你带到意识最深处，在那里可以产生新的身份认同。原始意识是我们用来重新创造身份认同，产生超越现有限制的潜力所必要的。

一旦你掉进原始意识里，你要自问的是，你是被困在原始意识里，还是会与原始意识的资源连接，同时在生生不息层面上增加重要资源？换句话说，你如何放下自我层面的自我限制，跳入原始层面的创造力源头里，挺进生生不息心智的蜕变层面？

创造生生不息自我的原则

斯蒂芬： 我们要练习的一种方法是，聚焦在每个心智的生生不息原则上。要进入生生不息的身体层面，一个重要原则是：同频与回到中正状态。要进入生生不息的认知层面，原则是：接受和转化。要进入生生不息的场域层面，原则是：敞开，进一步敞开。

罗伯特： 换句话说，离开旧有的舒适环境，进入一个充满可能性的全新世界。

斯蒂芬： 在这个工作坊快结束时，我们希望你会对这些原则有足够的了解，并且知道如何把它们运用到日常生活中。在开始时，我们要聚焦在生生不息的身体上，以及身心调频中正状态如何帮你达到生生不息层面。通过练习中正状态，你可以整合并同频你的身体状态。这个过程是你带着你的正念觉察，掉进你的身体里，然后打开，通过你的身体进入这个世界。这样做的话，你带着你所有的身体感觉，进入一个整合场域，从中会有许多生生不息的资源浮现。

罗伯特：当我们失去中正状态，或是偏离中正状态时，就会产生混乱、困惑，或是不安全感，就会很容易受到外界的人、事、物影响。当你在中正状态时，连接天地的管道是畅通且强大的，你会感到平安、有自信，与许多资源连接。

斯蒂芬：当你回到中正状态时，你那不得安宁的心就会安定下来，你的觉察才可以打开。因此你会是冷静的、清晰的，就算你面对巨大的困难和挑战，你的能力也不会被扰动。

罗伯特：回到中正状态的另一种特征是临在。你会有一种所有的意识全然临在的状态——它反对佛陀称为躁动和蒙昧的"猴子心智"，总是跳来跳去，从一棵树到另一棵树，从这根枝丫跳到另一根枝丫，一会儿担心这个，一会儿担心那个。

斯蒂芬：在你的英雄之旅上，有很多时候，你会失去日常生活理解能力、失去信心、失去办事能力。你的小我心智没有足够的脑容量可以产生新的意识，所以当面对需要你具有生生不息心智的挑战时，小我心智就会无计可施。你会常常精神错乱——这么美妙的事岂不是让人很期待吗？（学员们笑了。）

好的，我们认真地说，回到中正状态是让你放下对于自我意识想要控制和解释一切事物的心理需求。回到中正状态可以让你体验稳定、同频、带着智慧去感知，以及直觉的反应，所以你可以在一种高压的挑战状态下发挥高水平实力。

罗伯特： 一旦你回到中正状态，你的下一个挑战就是转化你的认知心智。将你的认知心智从主导或控制地位转移到一种流动和融合的关系里，就好像合气道大师的四两拨千斤，使转化和新的可能性从中诞生。生生不息认知层面的运作原则，我们称为"护持"，这个名词是斯蒂芬在他的自我关系研究中用以描述"唤醒的过程，唤醒每个人内心和这个世界对善良与天赋的觉察，对人与世界之间连接的觉察"。这就像多哥岛上的女人们为婴儿所唱的独一无二的歌。护持就是一而再再而三地唤醒你，并使你拥有真实的自我。

斯蒂芬： 在探讨回到中正状态的过程中，我们要聚焦在护持的技巧上。

罗伯特： 我们会看到，通过护持，生生不息的认知心智会变成一种充满创造力的场域，而不是只占据场域中的一个位置。我们也称之为"心智中的心智"。它的运作就像一个场域或是一个容器，一个可以带着创造力抱持所有内容物的容器，有着生命力、能量和有创意的好奇心，使新的关系连接可以在那个场域中浮现。

斯蒂芬： 关于护持，米尔顿·艾瑞克森是我们的一个最佳榜样，他用一种独特的方式去接纳原本存在于这里的东西，允许新的经验浮现。在他精神科医生专业生涯的前半段里，他在一家医院帮助"疯狂"的病人。有个住院病人自称耶稣。在精神病院里这并不是什么大问题——每个精神病院里总是有个病人会自称耶稣。只有当一个精神病院里有两个病人或是更多病人都自称耶稣，这才是大问题。（学员们笑了。）总而言之，对于自称耶稣的病人的治疗方法是，说服这些人，他们并不是耶稣。当然，"耶稣病人"对于这些精神科医生的治疗只会回应说："愿神祝福你，我儿。"

艾瑞克森喜欢这个"耶稣病人"，想着他可以如何有创造力地接纳并且支持病人的觉醒。他走向"耶稣病人"，进行自我介绍，然后说："我知道你是耶稣。"

这个病人说："是的，我是耶稣。"

艾瑞克森接着说："那你是个木匠，是吧？"

病人回答说："当然，大家都知道我是木匠。"

艾瑞克森接着说："那我也知道你真的很喜欢帮助别人，是吧？"

病人回答："这就是我存在的意义。"

艾瑞克森说："好的，我们医院的隔壁楼有个大的建筑工程，他们现在很缺木匠。我只是很好奇，你是否愿意每天去隔壁楼建筑工地帮忙。"

这个"耶稣病人"欣然同意，接下来的几个星期，每天都去隔壁楼帮忙做木工。这个病人慢慢跟其他工人熟悉并连接，然后其行为更多时间像一个社会中正常工作的工人，而不是精神病人了。这就是艾瑞克森对这个病人所做的事，这也是一个很美好的例子，让我们看到艾瑞克森如何运用生生不息的认知心智来融合病人原有的东西，用一种方式打开、超越其原先的病症。

罗伯特：因此护持的原则是关于接收和接纳原先所存在的事物，然后用一个更大的框架包容、接纳它。护持是用一种方式抱持原有的，允许其他可能性浮现。

斯蒂芬：这包含一个非常重要的理念：在每个人的每种经验里，都携带着美好良善和天赋的种子。所以这是一个"通过不变而改变"的过程，也就是说，放下试图要改变某事某物的想法，带着一种熟练的好奇心接纳它，用一种方式抱持它，允许它更进一步打开，进入新的模式里。

罗伯特：我们会发现，护持天赋其实是很容易的——给它一个空间，允许它苗壮成长。比较困难的是护持创伤、所谓的"恶魔"，或是阴影。我们不想护持它，我们想消灭它，我们想治愈它，我们想控制它，我们想打败它。但是真正的疗愈和蜕变是从我们有能力护持创伤、护持恶魔、护持阴影开始的。

斯蒂芬：如何打开生生不息的意识场域，特别是如何摆脱我们聚焦在问题或是个人上的催眠执着，在这些问题或是个人层面上对一个更大意识场域打开，你可以扩充你可用的觉察和资源。我们会看到如何在数个不同场域意识层面上运作，调频到更大的场域智慧，因此我们不会孤立无援、行尸走肉、自我设限般生活，而是回到中正状态的人性临在，深刻地与觉察的生生不息场域连接。

与这三个不同心智——身体心智、认知心智、场域心智工作时，一个基本观念是你的意识状态有多好，你的人生就有多好。如果你在一种低水平的身体状态，你无法成功地面对英雄之旅中的种种挑战。如果你的认知模式是刻板的和控制性的，你在蜕变、转化的过程中也会失败。如果你没有与更大资源场域连接，你在这条路上也走不远。

发展生生不息的身体意识

斯蒂芬：你的状态会决定你的体验是好还是坏，决定你给它赋予的意义，决定你对这体验做出反应的能力，以及你整体的生活质量。这听起来影响深远！好消息是只要你想拿回主导权，你对自己的状态就有主要掌控权。而我们在这里所做的事是，帮助你升级你的状态到一个更高境界，然后享受人生旅途上的种种成功。

罗伯特：在 NLP 系统里，状态的好坏是一切事物的根源。斯蒂芬的生生不息自我关系模式就是关于如何协调状态的各个不同方面，以及学习如何提升每个方面到达最高水平。

> 练习：与你的中正状态连接

斯蒂芬：第一阶段是，你如何发展并运用生生不息的身体状态？为了更深入了解，我们会介绍几个关于回到中正状态的体验练习。

罗伯特：以下练习可以帮助你回到中正状态。我们选择这个练习作为第一个练习是有原因的。这是你在英雄之旅上必需的第一个技能，并且是主要的技能。在这个工作坊当中，我们会反复做这类练习——记住原理并反复练习如何将你的身体调到中正状态。

斯蒂芬：然后我们会带领你与一个伙伴做第二个练习，你会运用你与中正状态的连接开始探索你的生命召唤。

罗伯特：生命召唤是从你的中正状态中产生的。你可能会有这样的经验，当一件不寻常的事发生，或是一个重大挑战来临，它会启动你的中正状态。你感觉有些东西不一样了，因为你开始感受到那股能量，那股活跃在你中正状态里的能量。如果你没有保持在你的中正状态里，那股在你中正状态里流动的能量就会失去平衡且四处流窜。你有可能迷失在那股能量里，然后那股能量会转化成一种负面的力量。但如果你脚踏实地，安住在你的中正状态里，那股流经的能量就可以得到一种正向、有创造力的护持。

（注意：我们现在开始做一个团体体验练习帮助大家回到中正状态。不管是这个或是其他的团体练习，我们会用一种温和、缓慢、比较催眠的语气进行沟通，进而鼓励、支持大家从一个自我意识心智的层面切换到一个体验意识的层面。我们在某些部分用省略号来表示一个几秒钟的停顿，或是句子与句子间的停顿，目的是允许更深层的体验发生。）

斯蒂芬：我们现在开始做这个练习，你可以让自己轻松自在地坐着，让自己安定下来，安静下来……

罗伯特： ……然后让双脚轻松踏在地板上，你可以感觉自己是踏实地根植于大地。

斯蒂芬：中正的另一种说法是"平衡"。在回到中正状态时，我们调频到意识的每个方位的平衡点上。所以你不是跑得太远（打开双臂向外延伸），也不是太紧缩（身体紧缩向内弯曲），而是找到一个平衡点——你可以同时收和放。虽然回到中正状态包含放松，但也不是全然放松——就像看电视，或是在酒吧里喝啤酒一样——这是放松加上专注力，就像艺术家和运动员会做的事一样。保持放松，同时保持专注力。

罗伯特：你会变得归于中正而且觉察，而不是解离。一个好的开始便是去感知你的觉察自上而下，贯穿全身。开始感知你的脚底。在你的脚底一直有完整的感知，但你并不是总能觉察到。

斯蒂芬：你可以花一些时间开始这个过程。你可以睁开眼睛或是闭上眼睛。尝试一下。这是你为自己展开的从内心开始的学习过程。

罗伯特：记住，当你向内走时，你不会像睡着了一样。事实上正好相反，你会越来越清醒，保持着连接和觉醒。

斯蒂芬：安定下来……安静下来。

罗伯特：下一步是"呼吸"。

斯蒂芬：当你开始归于中正……你就从思考模式切换到呼吸模式。

罗伯特：你的呼吸总是在当下。当你与你的呼吸连接，你就存在于当下。

斯蒂芬：当你安定下来进入你的呼吸时，你或许开始感受到与你的脊椎同频。感受你的脊椎是柔软的……并且光芒四射。

罗伯特：在一种中正状态下，你不是弯腰驼背向前。你可以想象一道温柔光芒在你的头顶，温柔地将你的头向上拉直，将你头顶的光芒提升到广阔的天空。

斯蒂芬：人类花了许多年的时间才学会站立，让我们善用这个优势。

罗伯特： 另一个帮助你的脊椎变得更长的方式是，温柔地提起、打开你的胸口。

斯蒂芬： 你也许只是花些时间呼吸，吸入……呼出……在你的脊椎里……呼吸。这样你的意识可以从一种肌肉紧绷的状态切换到一种让你有你的脊椎充满活力的精妙感觉的状态。

罗伯特： 记住，跟随我们的话语：不要飘走，不要放空，保持在当下。

斯蒂芬： 同时，我们的话语也可以变成背景……浮现在你眼前的可以是……只是去感觉呼吸的愉悦……穿过脊椎吸入、呼出。

罗伯特： 当你呼吸时，你可以从你的脚底带着那股能量，一路向上，穿越你的脊椎，来到你的脖子。

斯蒂芬： 当你吸入……呼出……通过你的脊椎来呼吸……你可以带入一种非常简单的自我祝福……给自己一个简单建议……或许一个字词，像是自我照顾……或是……爱自己……接纳自己……你可以通过你的脊椎觉察，带出一个祝福或是自我肯定给你自己。

罗伯特： 或许是一个简单的祝福，像是打开……或是……苏醒。

斯蒂芬： 当你让自己同频到你的呼吸时……同频到你脊椎的觉察时……同频到脊管内上下流动的能量时，在你的脊椎里……开始将那个自我祝福带进你的脊椎里……你可以加上更多字词来加深那种状态……首先，除了放松之外，身体不需要做任何其他的事……身体不需要做任何事，只要放松即可……身体不需要做任何事，只需要放松……放下所有的紧张，同时对归于中正的觉察更深地打开。

罗伯特： 当你这样做时，你可以持续感受到那条线……通过你头顶的顶轮向上提升……温柔地提升你的脊椎和头部……深刻地感受你的管道畅通……打开……

斯蒂芬： 为了帮助你更深入地体验，你可以加上一个简单的暗示：头脑全然放下……头脑全然放下……头脑全然放下……很好……非常好……

　　　　呼吸……很好……非常好……脊椎的同频……这样很好……非常好……身体完全不需要做任何事，只要放松……这样很好……很棒……头脑全然放下……这个非常好……很棒的感觉……

罗伯特： 呼吸……

斯蒂芬： 放下所有想法，放下所有信念……

罗伯特： ……然后呼吸……

斯蒂芬： ……进入一尘不染的心智里……空无一物的心智……不需要做任何事……只需要放松……不需要执着任何事……

罗伯特： ……继续呼吸。

斯蒂芬： 然后与那个归于中正的地方同频……没有任何念头……发现你可以从超越你意识心智的地方获得体验是一件非常美好的事情……

罗伯特： 对更大的心智全然打开……

斯蒂芬： ……从这个超级意识心智你可以获得的体验之一是……你在过去曾经拥有的一种深刻幸福感和归属感。

罗伯特： 记住这些当你的管道打开时正向、卓越的体验……你的中正连接到某些更深刻的东西。

斯蒂芬： 让这个超级意识心智带你回到呼吸的"涓涓细流"……生命里的某个时刻……你感受到深深的……深刻的完整感……以及宁静感……的时光。

罗伯特： 当你能够感受那个脉动……感受那个生命力……全然流经、穿越你的身体……一种不费力气的卓越状态。

斯蒂芬： 当你获得这些体验时……把它们呼吸进入当下这个片刻……聚焦你所有的觉察……把它们呼吸带入当下这个片刻，带进你的身体里。

罗伯特： 当你这样做时……注意到……你在身体的什么地方……感受到这些体验？你身体的中正状态在哪里……你何时会感受到这些幸福快乐的体验？

斯蒂芬：如果你想在这个世界上过着幸福快乐的生活……你的中正状态会在身体的哪里？

罗伯特：当你感受到……你身体里的中正存在……你可以移动你的双手……开始将它们放在你的身体上……那个你在当下最有感受的中正状态位置。

斯蒂芬：如果你在幸福快乐的状态下说话……你发声的中正状态位置在哪里？

罗伯特：确保你的中正状态是在脖子以下……在大腿以上……在身体里。找到你身体的中正状态的位置所在。

斯蒂芬：注意到你可以如何……触碰你的中正状态……就好像你正触碰着某个你深爱的人一样……所以这有质量的触碰……可以唤醒你的中正状态……也同时唤醒你自己……找到一个方法与你的中正状态连接……允许你的意识……你的灵魂……你最深的觉醒……与它合一。

罗伯特：你也可以找到生命中那个充满挑战的时刻……你当时可以保持中正状态……深刻地与你自己连接……知道不论外在发生什么事，或是内在发生什么事，或是在你周围发生的事……你会永远保持与你的中正状态连接。

斯蒂芬：正如你刚刚感觉到的……探索到的……那个简单的、高质量的……与你的中正状态深深地连接……带着感激很开心地发现……这是你的基本部分。你可以离开它，但它永远不会离开你……它永远在那里，像一首你内心追寻的歌……而当你感觉到那个基本部分……当你用那个基本部分说话时……当你用那个基本部分思考时……美好的事就会在你的生命中发生。因此你或许只是想要有一种感觉……在我们开始为第一个练习结尾之前……是否有个简单的承诺，你是否想要对自己说出简单的诺言？

罗伯特：而这会成为你的中正状态的心锚……你的象征……允许你自己回到

这种状态……更加容易地……就像你生命中的一条基线。

斯蒂芬：知道在任何时刻当你想要时，你便可以触碰那个地方……感受那个心锚……让你自己知道：我现在回到我的中正状态，我回到心里自在的家……我与我的源头连接……就像伟大的爱尔兰诗人叶芝所说，"当我安住在心，我所做的一切成为一首爱的诗篇"……英雄之旅万岁……英雄之旅万岁……英雄之旅万岁！

罗伯特：（说话声音变得比较清醒，开始用肢体语言沟通，带领大家恢复清醒，回到房间里。）现在，花些时间，做个深呼吸进入你的中正状态里。让你的呼吸把能量带进中正状态里……使中正状态鲜活起来……使它充满朝气……当你这样做时，让你自己慢慢回到这个世界，回来这里。尽管你的注意力开始适应外部环境，你还是可以对你的中正状态保持觉察、同频。

我们经常发现在睁开眼睛或是切换觉察之后，我们会很快放弃我们的中正状态。因此，当你睁开眼睛环顾这教室的四周，并移动你的身体时，一定要保持你的主要注意力在你的中正状态里，记得，你没有离开你的中正状态，或是放弃你的中正状态——你是从你的中正状态与这个世界连接，并参与到这个世界中。欢迎回来！

我们希望你们都有一个美好的第一次体验。花些时间，反思一下刚刚发生了什么事。你觉得放松是简单的还是困难的？你的祝福或自我建议是什么？它是怎么对你起作用的？找到自己的中正状态并与之连接是什么感觉？如果你心中浮现一个象征，是什么象征？

斯蒂芬：关于中正的重要性我们有太多的内容可以说。我们把它当作一个基础，也作为一个管道，因此你的灵魂可以苏醒，进入这个世界。我们把它当作一个整合点，在此，身心灵意识的所有不同部分可以整合归一。在武术里，这个整合点称为"单一点"。当一个武术家面对从四面八方来的攻击时，他/她受训要意守丹田（归于中正），以使心智保持冷静沉着、全然觉知的状态，而身体会自动做出最佳反应。

如此说来，我们把归于中正看作一种聚焦过程：你如何聚焦？你聚焦在哪里？我们会提到一个"首要聚焦"。你的首要焦点在哪？你的聚焦基本点在哪？你有专注力的珍贵天赋，你可以用在任何地方，任何事物上。

我可以把它放在我的身体之外，放在另一个人身上，像是放在罗伯特身上，但是这样做，他就会变成我的更高力量来源。我会依赖罗伯特做所有的决定，与我自己的临在失去连接。我也可以把它放在我的内在对话里，然后我的注意力就会困在我的内心言辞里。我也可以把它放在我的内心图像或是回忆里："这件事以前发生过，在未来它会持续发生。"

这些都是不同的可能性，代表了个人满足"通过固定在某些不会改变的事物上来稳定他的意识心智"这一重要需求的各种途径。然而每一种可能性都需要付出很大的代价——它们会把你困在一种静止状态，让你远离中正，锁定在一个不会改变的情境里。心理学上，我们称之为"原教旨主义"，一种对于静止情境的僵化依附，但我们同时也看到一个生生不息意识出现的绝佳机会。

当然，原教旨主义的"正向意图"是稳定意识心智。然而，我们认为归于中正是一种对于需求的更高层次反应。既然中正是空无一物，你可以稳定你的意识在中正周围，同时也对持续改变的模式和当下能量全然打开。这种"稳定加上打开"的状态是生生不息意识的一种特质，也是英雄之旅中所必备的技能。

罗伯特：蜕变导师理查德·摩斯（Richard Moss）说过："你能够给自己和别人最棒的礼物就是高品质的关注。"你们接受教练训练时应该都听过这一句。我们的意思是为了能够给别人高品质的关注，你首先要给自己高品质的关注。理查德·摩斯也提到："你与另一个人之间的距离等同于你与你自己之间的距离。"因此，我们再次强调，起始点在你的内心，而归于中正是一种身心整合的过程，帮助你做到这一点。是谁曾经说过："答案就在你的内心？"

斯蒂芬：乔治·布什？（学员们笑了。）某个人说过的话。乔治·布什，麦当娜（Madonna），还是罗伯特·迪尔茨（Robert Dilts），我不记得了。（学员们笑了。）我一下子把这些人都搞混了。（两人都笑了。）顺带提一句，我们觉得笑声是英雄之旅中至关重要的技能——人生太过严肃、痛苦，我们不得不给自己一点幽默感！

另一个归于中正的特质是你会连接到更深刻的自我心智。你可以发现这个心智有很多称谓——创造力潜意识、超级潜意识、原型智慧、场域。然后通过你的中正，你的生命召唤从中浮现，你的灵魂随之苏醒进入这个世界。

罗伯特：想象你的回归中正就是你进入深刻自我的一张通行证。根据NLP的说法，眼睛的不同移动方向是理解认知信息的一条线索；眼睛移动是你的认知心智用来思考的一个重要工具。同样，回归中正是你进入超越认知心智的重要工具。

斯蒂芬：当你在英雄之旅中时，这是你需要的重要工具和通行证。你需要跟你自己思考心智底层深处的那个部分连接。

罗伯特：当你遇到任何困境或难题时，首先要对自己说："放松、放下、回到中正，从你的中正向这个世界打开。"这样做就会连接你的认知心智以及你的身体心智，从而使更高层次的智慧浮现。

> ## 练习：从你的中正倾听与说话

斯蒂芬：从身心合一的地方，身体与心理的整合中，会产生一种更深层的智慧。为了理解这与你英雄之旅的召唤如何息息相关，我们现在要做第二个练习。罗伯特和我会一起给大家做示范。

（斯蒂芬和罗伯特坐在椅子上，面对面。）

罗伯特：我们首先邀请你与自己的中正连接，然后与你的伙伴连接。这会允许你探索"我与自己的距离决定了我与他人的距离"的原则。为了让我能够真正地与斯蒂芬连接，我首先要与我自己连接。

斯蒂芬：所以这个练习的第一步，也是接下来所有练习的第一步，是与你的中正连接。我们不是要为我们的伙伴做什么，例如试图解决他们的问题，让他们印象深刻，诱导他们，或是照顾他们，而是要花点时间，安静下来，安定下来，放松，找到我们自己内在的中正。然后我们温柔缓慢地张开眼睛，跟我们的伙伴连接，同时保持与自己中正的连接。要做到这一点，关键是让你的双眼对边缘场域打开，让视线聚焦在更宽广的场域上。你和你的伙伴不是要练习互瞪彼此吧，也不是把你的焦点死锁在他们身上的某个部份；你想看见的超越眼前的这一切，所以把视线放在遥远的边界上。在合气道中，我们称之为"柔软眼神"，这便是合气道练习者如何聚焦他们的眼神，以便他们感受到更宽广的场域，不会死锁在任何事物上，而是充满创造力地响应任何出现的人、事、物。所以这不是瘫软无力或混沌不明的觉察，而是完全相反的。你允许自己发展一个中正的场域觉察，这是生生不息大我的重要技巧。

罗伯特：当你看着你的伙伴时，看看你是否可以柔化你的眼神，拓宽你的视野，看到伙伴身后的墙角？体会一下，调频找到一种最佳方式，你可以打开一个觉察更宽广的场域，同时保持对焦点内容的觉察。当你同频时，留意你是否可以使眼神更加柔软，看到更多？

斯蒂芬：与你的伙伴连接时，练习这个过程——回到中正，对着你的伙伴打开，对着你伙伴身后的更宽广场域打开。你可以试着建立一个美好的场域意识——宽广且深刻的觉察，在那个场域里对于微妙形态保持敏锐。

罗伯特： 记住，你能够给予你的伙伴的最佳礼物是有品质的关注。所以把你的关注当作最宝贵的礼物给予你的伙伴。（斯蒂芬和罗伯特花一些时间调频到彼此最佳状态里。）

斯蒂芬： 当我们进行连接时，首先找到我们的中正，然后与我们的伙伴一起建立一个开放的连接。当你们完成前两个步骤后，你们可以很简单地点点头，以便你们的伙伴知道你们已经准备好进入下一步。

然后你们其中一人当伙伴A，另一人当伙伴B。在这个示范中，罗伯特会当伙伴B，我会当伙伴A。

把你最重要的注意力放在与你自己以及与你伙伴的连接上，伙伴A接着会简单地说："我最深刻的生命召唤是关于＿＿＿"。这个空格里可以是一个词或是一句话，或是一个身体动作，或是出现在你眼前的一个象征画面。你在说这句话时无论出现的是什么，把它表达出来。

比如……（与罗伯特同频。）……罗伯特，我最深的生命召唤是……然后我就等待那个反应从我的中正状态中浮现。不是从这里（指着自己的头脑），而是从这里（指着自己的腹部）。罗伯特，我最深的生命召唤是……疗愈暴力。

罗伯特： 作为伙伴B，我全然专注在斯蒂芬身上。我允许他对我进行深层次触碰。我想被他的分享触动且唤醒，所以我把这个分享吸入我的身体里，并且反馈给他。一旦我的身体同频到他的分享，我作为一个接收者，我回馈给他：斯蒂芬，我真的感受到，我真切地感受到你最深的生命召唤是疗愈暴力。

斯蒂芬： （停顿一下，吸气。）伙伴A接收到这个回应，就像得到一个祝福。将它吸进身体里，带到心灵深处。

这样做完一遍。然后换伙伴B分享他的生命召唤。

罗伯特：我允许这个陈述从我的中正中浮现，我可能会说，（罗伯特停顿一下，深呼吸并与斯蒂芬同频。）斯蒂芬，我最深层的召唤是……持续无惧地向我的人生之谜打开我自己。

斯蒂芬：（停顿，吸收并感受这个陈述。）我真实地把这句话吸了进去……感受它的美好……然后简要地回馈：罗伯特，我真的感受到你要向那些神秘的事物敞开内心的召唤。我会给你更多的支持。

罗伯特：（停顿然后呼吸进来。）我收到了。

这是一个回合。我们重复这样的过程大概四到五个回合。花一点时间让你自己安定下来，然后真实地从你的中正开始说话并聆听。

至于生命召唤的部分，你不见得一定要用言语表达。你也可以只是简单地用身体表达一个动作或是姿势。就像杰出的舞蹈家伊莎多拉·邓肯（Isadora Duncan）所说："如果我可以用言语表达出来，我就不需要用舞蹈表达了。"

斯蒂芬：所以你可能会发现从你的中正中浮现的，可能是一个身体动作。（斯蒂芬和罗伯特缓慢地做出动作——手臂打开，手触碰到心的位置，手指指向未来——做一些示范动作。）

罗伯特：它也可以是一个象征画面，而你的认知心智可能不知道这是什么意思，它只是一个来到你眼前的象征画面。我的生命召唤是……一道闪电从天而降，或是一群人唱歌，或是紫色。所有的一切都可能是象征或隐喻，当你从你的中正中打开一个空间去讲述你的生命召唤，它们就浮现出来了。

斯蒂芬：我们只是在呼吸中连接然后抱持这一切。记住：慢慢来。这不是奥普拉·温弗瑞（Oprah Winfrey）的谈话节目，你不需要用你的个人魅力来讨好你的伙伴。你可以尝试感受与你的中正以及你的生命召唤的更深层连接。让它从你的心灵深处浮现。

现在，我们要再次示范给你们看，让你可以更清楚地了解整个过程是如何进行的。所以我们花点时间安定下来，放松。

罗伯特：通过感觉你脊椎中的呼吸来开始这个过程，把临在带到你的身体里，在你的中正里与自己连接。（现场一小段时间的静默，斯蒂芬和罗伯特都闭上眼睛回到各自的中正里。）

斯蒂芬：当你感觉到与自己的中正连接时，你可以慢慢地让自己的注意力对着场域打开，并把你的伙伴包含进来。（斯蒂芬和罗伯特安静地彼此连接了一会儿，然后都点点头示意准备好了。）

我最深层的生命召唤是……疗愈创伤。

罗伯特：斯蒂芬，我明白……我也尊重……你最深层的生命召唤是疗愈创伤。

斯蒂芬，我最深层的生命召唤是关于……（罗伯特打开双手慢慢进入这个场域。）

斯蒂芬：是的，罗伯特，我真实地感受到你最深层的召唤是关于（重复罗伯特的动作）……我给你很多很多的对于你生命召唤的支持。

罗伯特，我最深层的生命召唤是……（手触碰到心，然后把双手对着世界打开。）

罗伯特：斯蒂芬，我真的感受到……我可以感受到……你最深层的召唤是……（重复斯蒂芬的动作。）……然后我用我全部的生命和临在支持你。

斯蒂芬，我最深层的召唤是……看见的所有事物皆是光……甚至黑暗中也有光。

斯蒂芬：我真的感受到，罗伯特，你这个深层的召唤……看见所有的事物，包括黑暗……作为……光的一部分……然后我给你很多支持。非常多的支持。

（斯蒂芬和罗伯特深刻地同频，花一些时间安静地分享这个空间，接着转回到学员们身上。）

罗伯特：（带着淘气的笑容，斯蒂芬和罗伯特转向大家。）去吧，与你的伙伴分享那个最深层的生命召唤！（学员们笑了。）

我们希望你可以从我们的示范里感受到这个过程的关键——当你是一个教练、一个治疗师、一个顾问、一个朋友——你的高品质聆听给予对方最好的支持，使他们可以触碰到他们的心灵深处。我想提醒大家，你可以在任何时间、任何地方，给予任何人高质量的倾听。比如，在飞机上，或是在银行等待的时刻，或是在一个沉闷无聊的晚宴上。我曾经这样做过——我只是给予别人高质量的关注，从我中正的地方去聆听，我便会感到某些神奇的事情发生。人们会发现他们与你分享最深刻的、私密的事情，而他们也不知道自己为什么这样做。从这个练习中你可以学习到这一点。

另外，给予同样高品质的关注，去聆听你的内在声音，与你的生命召唤连接。你的生命召唤是什么？你如何感受到它，如何把它说出来，激活它，实现它？

斯蒂芬：我们建议你找一个潜意识里深深吸引你的人一起做这个练习。（学员们笑了。）

罗伯特：如果你无法找到一个你潜意识里深深吸引你的人，那就找一个你潜意识里深深抗拒的人。（学员们笑了。）

斯蒂芬：为了使这个秘密继续存在，不要告诉别人你是基于什么原则选择伙伴的！（学员们笑了。）好的，现在去到一个没人去过的未知境界。愿你充满力量！

把三个心智一起带进来，支持生命的召唤

斯蒂芬： 我们将在之前探索成果的基础上进一步探讨，特别是从身体心智、认知心智以及场域心智的连接方面阐明英雄之旅的概念。

罗伯特： 在之前的两个练习中，你与自己的中正连接，然后探讨你的生命召唤。我们相信你们都花时间好好练习了，并且找到一些触动你的话语。一旦你感受到那个召唤，下一步是接受并带着那个召唤向前走，做出承诺。

斯蒂芬： 坎贝尔用跨越第一个门槛来描述这一点。你超越所有阻碍你响应生命召唤的自我恐惧和自我批判，你一脚踏进这个世界，然后开始旅程。你再也没有困在肥皂剧里、无止境的语言游戏中、自我的不安全感里。你真实地走进意识的更大世界里。

我们提出的生生不息大我，正好可以当作一个帮助你的工具。我们在这里要探讨的一个主要问题是如何发挥你的实力和潜力。你如何组织你自己，让你的承诺和理想给这个世界带来不一样的改变？这就是我们所说的成为有实力的人。

当你做教练或是治疗时，你的个案基本上是从一种无能力的状态出发，并且不论男人或女人都深深苦恼着自己的无能。（学员们笑了。）认真地说，人们经历的最大痛苦是感受到"我所说的和我所做的对这个世界没有任何影响。我所说的和我所做的不会带来任何我想要的人生结果"。因此，英雄之旅的一个任务，就像教练或是治疗，是从一种无能的状态——我所做的对这世界不痛不痒——切换到一种有能力的状态——我所做的确实会对这个世界产生影响和改变。

罗伯特： 就像美国前总统奥巴马说的，"是的，你可以的！"（学员们笑了。）

斯蒂芬： 生生不息的大我的功课告诉我们可以通过整合三个心智——身体心

智、认知心智和场域心智来构建更高层次的意识。我们在这里要探讨三个简单的方法:(1)感受你的生命召唤,在认知心智里把它设定为一个清晰的、同频的正向意图;(2)在身体心智里调整中正与你的生命召唤同频;(3)通过打开你的中正进入场域心智,将你的生命召唤带进这个世界。

罗伯特: 以下是斯蒂芬研发的同频三个心智的练习,它是一个强大的工具,可以把我们的生命力和独特的生命脉动带到这个世界。

> 练习:通过同频三个心智来实现你的生命召唤

1.写下你的生命召唤。要简短而且正向——不要超过五个字,开头时这样说:"我最深的生命召唤是_____"。

2.说出你的生命召唤三到四次,留意每一次说时你自己的感受。

3.身体调频,把手放在你的中正位置上,然后再次说出你的目标,确定你的声音与你的中正产生共鸣,同频共振。把说话的速度放慢,只是去感受你的声音和中正之间的连接。注意有什么不同。

4.将一只手放在你的中正位置上,身体调频,用另一只手指向你的"未来"。要确认你的能量同时连接自己的中正,也向着手指尖的末端延伸。当你延伸进入未来,保持中正,并与两者产生同样的共鸣时,再次说出你的生命召唤。留意任何一点差别。

5.一旦你发现这三个心智的同频共振,保持这种状态一阵子,同时冥想你要实现生命召唤的那个承诺。

斯蒂芬: 这个练习的第一步,认出并且说出你的生命召唤。开始时拿张纸拿支笔,花些时间,坐下来,写下这个开场句,"我最深层的生命召唤

是关于……"或是"我最深层的生命召唤是做到……"。比如,"我
最深层的召唤是作为一个充满爱的人存在于世",或是"我最深层的
召唤是把更多的正直带进政治里",或是"我最深层的召唤是关于社
会公正"。花些时间回到自己的中正,倾听你心灵深处的声音。记
住,你的召唤不是来自你的自我智慧,而是从你更深的中正中而来。
不论浮现的是什么,写下来,用五个词或是更少的词来表达。然后
静静坐片刻,把这个部分放下,再次回到你的陈述句,看看是否有
其他的反应浮现。花几分钟时间,看看你是否可以说出四五个陈述
句,"我最深的召唤是 _____"。

罗伯特: 在继续进行之前,做这个部分的练习。写下数个陈述句,反思你的
生命召唤。

(停顿。)

斯蒂芬: 现在我们要示范下一个练习,请你和你的伙伴一起做这个练习。同
频三个心智去实现你的正向意图的过程就是罗伯特经常讲的一个例
子——"将你自己从一个传说变成一个现实"。

与马科斯一起做示范

斯蒂芬: 欢迎,马科斯。在这个简短的示范里,我想支持你去探索,你可以
如何说出你的生命召唤并实现它。首先,你可以选一个你刚才写下
的生命召唤,然后把它大声说出来。

马科斯: 是的,我最深层的生命召唤是减轻痛苦。

斯蒂芬: 你最深层的召唤是减轻痛苦。很好!(做个深呼吸,然后转向学员
们说话。)如果你是教练,任何时候,以及每一次你听见别人说出他
们的召唤时,当你感受到他们从灵魂深处说话时,你就会把这个召
唤深深地呼吸进你的身体里。你想在你身体的最深处消化吸收它,

真正把它呼吸进来，让它触动你，并且在心灵深处唤醒你。因为你在这里是要感受他们的灵魂，把它深深带到你的中正里，感受它的力量与美丽，让它带领你与眼前的伙伴连接。

（对马科斯说）很棒，马科斯。我想邀请你把那个简单但是重要的陈述句——"我最深层的召唤是减轻痛苦"，在三种不同条件下大声地说几遍。

前两次，请你不带着任何中正或是对场域的延伸去说，只是按照你平常说话的方式说。每一次你这样说的时候，留意这句话会把你带向哪里，或者它从哪里来。

（对学员们说）这个接纳场域——你们都在这里，罗伯特和我也在这里——我们进入一种接纳、聆听的状态，同时注意每一次我们说出那个召唤时，它如何触动我们，或是没有触动我们。因为，如果要实现我们的召唤，我们也必须要让别人真实感受到。我们需要别人的支持。如果我用一种无力、不中正的状态说出生命召唤，你不会受到触动，也不会感受到我的雄心壮志。因此，我们同频自己进入一种接纳的状态，当他们的灵魂触碰我们时，我们可以给"英雄"回馈。

（对马科斯说）好的。当我们做完第一回合，我们接着做第二回合。在第二回合，我会先辅导你，用一种直接的方式找到你的中正，所以当你再次说话时，你会深深地感受到你与你的中正连接。我让你很慢很慢地说话——事实上，比平常慢四五倍的速度——因为第二回合我们感兴趣的是，你如何感受你说话声音的频率振动，并且呼应你中正的脉动。这是生生不息意识的主要部分：带着深刻的中正连接，学习思考、说话、行动。所以在这个练习里，我邀请你用无比缓慢的速度说话，让你的兴趣放在体会你的声音与中正同频时产生的无法言喻的共鸣上。你会看到这有什么不一样——感受一下它带给你什么，以及它对接纳场域有什么影响。

第三回合，我将邀请你专注于把你中正里的生命召唤同频共振带进场域里；提升那个能量，把你内在的正向意图带进这个世界。这一部分，我请你像歌剧演员一样说话（缓慢地、夸张地摆动手，从中正向整个房间展开。）……或是像斗牛士一样……欧啦！（像斗牛士一样夸张地移动身体，摆动斗牛斗篷。）

在这几种形式中，我们想要看到如何延伸我们的中正，全然进入场域里，然后用一种美好的、充满艺术感的方式释放能量。在这个练习中，有些时候你会看到自己的能量退缩回去，停止向这个世界展开，这让你的正向意图再也无法实现。当你把能量全然从你的中正位置向这世界展开，我们将会看到这对你和这个场域造成的巨大影响。可以吗？

马科斯： 可以！

斯蒂芬： 最重要的是，真的为自己积累自我学习的经验。你不是来这里取悦别人的，而是来探索你与自己的连接的。

好的，我们开始了。再次同频到这个陈述句，"我最深层的召唤是减轻别人的痛苦。"花些时间，当你准备好，请你大声说出这个陈述句。然后停顿一会儿，感受一下你感受到了什么，之后再试一次。

马科斯： 第一次做无须保持中正吗？

斯蒂芬： 是的，没错。第一次无须保持中正。

马科斯： 我最深层的召唤是减轻痛苦。我最深层的召唤是减轻痛苦。我最深层的召唤是减轻痛苦。我最深层的召唤是……减轻痛苦。我最深层的召唤是减轻痛苦。我最深层的召唤是减轻痛苦。

斯蒂芬： 太好了！让我们停在这里，然后你花点时间感受一下内在……在那个过程中发生了什么。你感受到更多连接，还是更少连接？还是不自在？

马科斯：我感受不到任何连接。

斯蒂芬：是的，当你这样说的时候，你感受不到什么连接。我相信这是有道理的。如果可以的话，我想分享一下我作为一个教练的聆听感受。我可以感受这个召唤对你而言非常重要。我感到有很多深刻情绪与这个召唤连接。作为一个旁观者，我体验到的是当那些感觉开始打开时，它们很快又缩回去了。（斯蒂芬做了些重复的动作去展示打开，然后缩回去。）这样的体验唤醒我，让我想要帮助你。但是，再说一遍，我是一个心理治疗师，任何事物都会唤起我想要去帮助别人的冲动！（学员们笑了。）

让我们看一下，当你从一个归于中正、身心合一的状态中说话时，会是怎样的感受。放下第一个条件，或许你想要退后一步，把第一种状态抖落干净，然后，当你准备好回到中正的时候，向前一步。（马科斯这样做。）

斯蒂芬：做一个深呼吸。（马科斯做一个深呼吸。）我想请你闭上眼睛，只是做个深呼吸……这样很好……让你自己用一种简单的方法去感受……这样很好……是时候回到……你的中正……很好……放下一切……很好……感受脊椎一节节放松……与你的中正同频……很好……如果有任何特定的体验，任何独特的方式，你可以用来找到那个幸福的地方，那个连接的地方，那个中正的地方……然后放手使用这些通道……让我的支持对你有帮助……同频到你的中正……当你感受到它时……用你的一只手去触碰那个地方……然后你可以让你的注意力……导向到比你的思考更深刻的身体部位……去到比任何担心和焦虑更深层的地方……回到你的根本。（马科斯把手放在心的地方。）……很好，太棒了……花些时间把那个连接呼吸进来，感受你的头脑和你的中正、你自己和你的中正之间的连接……

很好。现在请你再次说出你的生命召唤。你可以闭着眼睛，让你的手与你的中正同频，将你的专注力放在与你的中正能量连接上。当你保持连接时，请你说出你的生命召唤。再一次，请你用非常缓慢的语速说出来，真正去感受如何让你的声音与你的中正连接，并且将来自你中正的振动能量频率表达出来。任何时候当你感到你的声音与你的中正失去连接，就让自己更慢一些，呼吸，回到你的中正，在开口说话之前建立一个更深的连接。可能听起来就像这样（斯蒂芬开始用一种很慢、逐渐拉长的声音说话）——我我我……最深深深层……的召唤唤唤。就像这样，去感受一种非语言的振动频率，把它带到中正里。所以当你准备好了，你可以开始试试看，体验一下。

马科斯： 我我我……最深深深层……的召唤唤唤……是……减轻……痛苦苦苦。

斯蒂芬： 很好。非常好。注意当你这样做时有什么不同的感受。现在，再试一遍，这一次好好感受身体的振动。然后尝试一下，把你的振动频率延伸到这个世界，或许让它延伸到这个房间的最远处。在我听来，这个振动频率比较像是向下穿透地面的，而不是向外走进充满生气的世界。所以，请再试试。

马科斯： （带着更加同频的状态。）我我我……最深深深层的……召唤唤唤……是……减轻轻轻……痛苦苦苦。

斯蒂芬： 这就对了！这就对了！很棒！（马科斯保持与中正的连接，呼吸，看起来处于深度连接状态。）只是带着觉察呼吸……留意当你用这种特殊的方式与自己的正向意图连接时有什么不同。留意当你放下了由语言和社交面具组成的上部世界，然后跟你的身体中正能量连接，跟你的根本连接时，发生了什么事。很好，马科斯……接下来，当你准备好了，做个舒服的深呼吸，恢复清醒，回到这个教室里。

（马科斯做了个深呼吸，恢复清醒，回到教室里。他看起来非常放松，也更能保持中正。）

斯蒂芬：所以这一次，发生了什么事？

马科斯：嗯嗯嗯。（只是微笑，说不出话来。）

斯蒂芬：（报以一个微笑。）还有其他吗？（学员们笑了。）

马科斯：这是一种很深刻的体验。

斯蒂芬：是的，我可以感受到这是一种很深刻的体验。

马科斯：那个震动连接到我内心深处一个很深层的东西。我还感受到情绪的存在。

斯蒂芬：是的。我在身体里也有感受到，这一次，我感觉你是真的创造了一个很棒的空间——一个很大的能量空间在你周围打开，并向着四面八方延伸。

马科斯：我也感受到了……

斯蒂芬：感受到这种感觉很棒。与其说我试图帮你做治疗，不如说我从你那里得到了疗愈！

（马科斯和学员们都笑了。）

不论是什么，它触碰到你，也触碰到了我，我被深深地吸引。我感觉到我想与那股能量连接。

（转头对学员们说）所以在这一步骤，我们放下想要在头脑里搞清楚的念头，专注于掉进身体能量里，以及身体震动里，保持在那股根本的能量里。这是生生不息大我的方程式：当你的认知意识自我与身体中正自我通过震动和共振同频时，好事就会发生。

（回头对马科斯说）好的，准备好进行第三步了吗？

马科斯：是的。

斯蒂芬：现在是你成为一个歌剧明星的时刻了。当然，我说的是比喻，这是一个过程，你深深地感受你中正的共振、共鸣，将那股能量提升出来发散到这个世界，让你的正向意图成为进入这个充满活力的世界的一首歌。因此，这一次请你这样说……（斯蒂芬展现出像一个歌剧明星一样的架势，双手向着学员们延伸。）我真正想要的是……减轻痛苦……（做出夸张的手势，把话语和能量投射到这个世界。）请你尝试一下这种方式——有点好玩却又不失认真的态度，真正找到一种夸张的动作，就像是你把一个能量球丢出去。（再一次，斯蒂芬做出夸张的动作，就像丢球一样。）一旦你把你的意图延伸出去，就会释放掉那股能量。延伸你的意图到这个世界，就好像你在丢一个球（做动作。）……或者像你在唱歌剧（摆姿势。）……或者像你丢一束花到激动的学员们中（摆姿势。）在你心里触碰它……（把手放在心上。）……将它释放到你这个世界……（重复动作数遍。）……然后放下。你已经释放了它，放下，你完成了，回到自己的中正……然后再试一次。这样可以吗？

马科斯： 好的。

斯蒂芬： 好的，让自己右脚向前跨出，轻松站着。回到中正，感受你生命召唤的正向意图。当你与它连接，用手触碰那个生命召唤，当你说出生命召唤的时候，向这个世界打开（做出一个一扫而过的动作）。

马科斯： （花些时间静默，回到中正，与自己的正向意图连接，然后睁开双眼，当说出生命召唤时，双手向外打开。）我真正想要在这个世界上创造的是减少痛苦！（回到放松的姿势，沉默、停顿一下。）

斯蒂芬： 非常好。让我们暂停一下。我想提一些建议。还记得那个感恩的时刻释放的正向意图吗？（斯蒂芬做动作。）一旦你放下，请确保真的放松你的肌肉，就好像丢一个球一样。（示范。）在延伸之后放松下来能够帮助你回到自己的中正状态。如果我们延伸进入这个世界后还保持紧绷，这个过程就没有呼吸的空间；内在与外在的连接就会断开，"回到中正，对场域打开，再回到自己的中正"这个能量的循环就断了。感觉一下它，打开并延伸它，释放它，回到自己的中正，再次找到它。好的，再试一次。

马科斯：（呼吸并静默地回到中正，然后做一个手势。）我在这世界上真的想要创造的是……减少痛苦。

斯蒂芬：呼吸……深呼吸……将那股能量从你的中正带进这个世界……让你的眼神超越你自己，超越任何人，向无限打开……然后将那股能量释放，你回到中正。再试一次，真正全神贯注，在你延伸之后让自己放松下来，保持心智的觉察。

马科斯：我在这世界真的想要创造的是……减少痛苦。（深呼吸。）

斯蒂芬：非常好，非常好……但是我注意到你的心思飘走了，你的眼神看向别处，你切断了那个意图的延伸。再试一次，保持那个延伸，就像老虎伍兹在击发一个高尔夫球之后那样。保持放松但全然专注，当你释放它之后。跟进……再试一次。

马科斯：我最想要在这世界创造的是……减少痛苦。

斯蒂芬：用你的全部心意、全部心智、全部临在把它说出来。

马科斯：在这世界上我最想要的是……减少痛苦。（他的能量提升了。）……我最想要的是减少痛苦！（能量再次提升。）……减少痛苦……我在这世界上最想要的是……减少痛苦。（学员们听到都大声鼓掌，马科斯面带微笑、散发光芒。）

斯蒂芬：哇……这真是太棒了！太美妙了。（学员们还在大声欢呼，为马科斯热烈鼓掌。）这就是我们一直在说的！我真的感受到了，马科斯……（马科斯对学员们表达感激、鞠躬。）你可以看到整个场域也感受到了！恭喜你！（斯蒂芬和马科斯紧紧拥抱。）关于第三步，你有什么话要说吗？

马科斯：刚开始谈的这些步骤与最后感觉到它们的过程完全不一样，我感受到了——我内心激动，我感受到那个震动、澎湃汹涌的心情……同时感受到释放那股能量，并且保持跟我自己的连接……我真的不知道我可以这么深刻地感受到这一切。（眼神散发光芒地微笑着。）

斯蒂芬： 是的……现在你知道……我们大家也都知道了。你真的可以每一天都在这个世界上用各种方式实现你的正向意图。愿你梦想成真！太感谢你了，马科斯。（他们再次拥抱，马科斯在大家的掌声中走下讲台。）

罗伯特： 顺带一提，当我辅导公司的高阶经理和高阶主管表达他们的愿景时，我也是用这样的方式进行的。这是一种重要的领导力。是什么吸引人们加入你的行列？如果你看一些伟大领袖的演讲影片，比如马丁·路德·金（Martin Luther King），你不会看到他们这样说（罗伯特低着头看着地板，轻声细语地说）"我有一个梦想"。（学员们笑了。）

斯蒂芬： 然后他说完了……"我有一个梦想"……他不会像这样退缩（斯蒂芬耸起肩膀，眼神涣散），然后说"好的……随便"。（学员们笑了。）

罗伯特： 所以当你们能够延伸你们的中正意图进入这个场域，这对于你们这些老师、教练、领袖而言，是一个真正强有力的理念。这不仅仅适用于英雄之旅中，也适用于其他的沟通场合。我们把这称为"对着这个世界绽放你的光芒"。我们都知道，当有些人说话时你只会听到"吧啦吧啦吧啦……"诸如此类的废话，看到他们的嘴巴一直在动……然后你会觉得很无聊。然而，换一个人，可能说的是同样的话，却会触碰到你的心，唤醒你，激活你的意识。是什么导致如此的不同呢？这个练习正说明了这一点——通过一种中正、放松的方式，把你的正向意图说出来，这会让你所说的话，以及你的生命召唤被激活。

斯蒂芬： 花些时间，找几个人一起练习一下。

保持与你自己的中正状态连接是一种挑战

斯蒂芬：我们要提醒一点，上一个练习会帮助我们进入下一个练习。当你在辅导别人时，会特别注意帮助他们保持与他们自己中正的连接。所以你要观察你伙伴的身体状态，看看其身体有哪里是紧绷的。如果我是个案，罗伯特是我的教练，当他邀请我进入一种生生不息的状态时，他会注意到我的身体状态。他会仔细观察，发现我开始紧张会立即提醒我放松下来。（斯蒂芬顽皮地假装变得紧张，罗伯特介入，做些温柔的调整，用动作、手势引导斯蒂芬回到一种放松、平衡的状态。）

罗伯特：是的，这就对了……做得很好。（学员们笑得很开心，因为斯蒂芬看起来太过放松，好像喝醉了一样。）

斯蒂芬：很好。这感觉很棒。所以我会请他当我的教练。但是他真的很贵，我的钱只够请他当我五分钟教练。（学员们笑了。）认真地说，你可以想象就好像一颗石头掉进你的身体（做一个动作，好像拿起一颗石头从头顶让它掉到身体里），这会泛起一圈圈的涟漪——如果身体与内心的连接是打开的、生生不息的，就会像涟漪一样扩散。或是会堵住，卡在某些地方（发出喀啦喀啦的声音）——意味着生生不息的生命力在哪儿被阻断了，不再有再造力。

罗伯特：这代表通道没有完全打开。以下练习我们学习如何全然地"打开你的通道"。

斯蒂芬：身为教练的第一个挑战是，看出个案是否可以在身体里跟他自己的中正连接。第二个挑战是确保个案把注意力投送到外在世界时，没有失去与他自己中正的连接。对很多人来说，如果他们从外在世界退回到自己本身，他们可以找到自己的中正，一旦他们与另一个人接触，他们就失去自己的中正。当我们协助人们做这个练习时，看到很多这种情况……（示范向这个世界延伸，然后失去自己的中正。）

罗伯特：如果这种情况发生，你就会失去你的垂直轴；那是有如天与地之间的连接，帮助你在投入这个世界时依然脚踏实地，向更高层次开放。

斯蒂芬：你要摆出一个像是瑜伽里"勇士"的姿势，或者像是张弓射箭的动作。这种姿势有一种放松的张力存在，你的双脚稳稳地落地，同时朝向目标释放能量并保持中正。你的注意力是深深扎根于地下的。

罗伯特：真实感觉你的双脚稳稳地踏在大地上。

斯蒂芬：场域里会有很多狂风暴雨。如果你准备走上你的英雄之旅，路途中会有很多糟糕的人不想看见你成功。如果你的主要注意力迷失在负面场域中，你可能很快就会"死无葬身之地"。

罗伯特：比如，我们注意到，如果斯蒂芬就是朝我而来的负面风暴（斯蒂芬带着恶意向罗伯特前进），与其把我的主要注意力放在他身上，不如放在我自己的中正状态里（罗伯特回到自己的中正状态，当斯蒂芬推他的时候，罗伯特放松且打开，眼神超越斯蒂芬），这样就没问题了。我没有失去中正状态。通过保持中正状态，以及有如天地之间的垂直连接，我没有让自己迷失在问题里。

斯蒂芬：在短暂的接触里，当我"攻击"罗伯特时的感觉很有趣。我感受到在他身体周围有一个中正的场域打开，很像是一个充满原力的场域。我内在有个声音说"绝对不要尝试攻击这个男人"。这并不是因为他很邪恶——我们晚一点再来发现罗伯特邪恶的那一面，（学员们笑了。）而是因为我感受到他的能量场域用一种充满活力且灵活的方式延伸。就像我们在合气道里说的，他的防守无懈可击。

> 练习：积极地回到中正

罗伯特：围绕保持中正的技巧，我们要再做另一个称为"积极地回到中正"的练习。在英雄之旅中，你的生命召唤经常会遇到强大的阻力，这些阻力既来自你的内在，也来自你身边的其他人。所以最大的挑战是，就算负面的风暴狠狠地打击你，你仍要对你的生命召唤许下一个承诺并维护它。这是英雄和领袖共有的个人特质：当前进的路途越来越艰难，更需要保持中正。所以这个练习帮助你学会如何在你的身体里感受到生命召唤，并且在召唤里扎根。

比如学习武术（合气道、跆拳道、柔道等）的人，他们经常会提到保持中正、沉着、冷静的重要性，特别是当他们面对强烈的对抗时。事实上，斯蒂芬曾提到的，"如果你把你的中正送给你的对手，你已经输了"。当你失去中正并感到沮丧时，你也开始失去其他资源，并且开始自我打击。

有两种方式可以保持中正：落地和流动。当保持落地时，我们便将自己的中正扎根在一个点上，使自己稳固，就算任何力量攻击我们，我们都可以"顶天立地"地站着。当保持流动时，我们面对并跟着迎面而来的力量一起移动。保持中正时，我们避开了那股力量的攻击路线，在其周围旋转，最后以轻轻跳到它背后或闪到它旁边结束。这两种方式都是恰当且有用的策略，如何运用取决于我们所处的具体情况。

以下是做这个练习的步骤。

1.运用你的回忆或想象力，回想一个你很难保持中正、获得资源的情境。

2.跳开那个情景，进入一种让自己保持连接、放松，并回到中正的内在状态。

3.你准备好后，请你的伙伴轻轻地在不同方向上推你、拉你（从肩膀、手腕、前面、后面、旁边等方向），帮助你练习如何保持中正、根着大地、平衡，并且在身体上和心理上同频。与从你伙伴而来的推力、拉力相遇，感受随之而来的压力，把压力向下带进你的中正里，带到你的脚上，带进大地里。膝盖保持放松，有弹性，从你的丹田呼吸。当你越来越有自信而且自在地保持在中正状态里时，你可以请你的伙伴用些劲儿推你、拉你。你练习流动，你的伙伴推你、拉你，你不再停留在原地，而是在空间里移动。在你伙伴身边绕圈走，有时在后面，有时在左右两侧。保持踏实落地，同时在移动时保持与自己中正的连接。

4.带着你的中正状态，再次进入那个挑战情境里，同时留意这次你的感受有何不同。你应该能感受到自己有更多的资源可以面对那个挑战情境。

罗伯特：到目前为止所做的是与你的生命召唤连接，与你的中正连接，活出召唤，将它带进世界里。你将会在一种艰困的情况下工作，你将难以保持与自己的生命召唤连接，或与自己的中正连接，以便我们进行更深层的探索。我们假设将会有一个外来的力量干扰你、困扰你，就像史蒂芬所说的强大的负面风暴。当你试着将你的灵魂带到这个世界，你很容易成为被攻击的目标。

斯蒂芬：当然，这也是人们不想展开英雄之旅的主要原因。我想大多数人会同意一句话，"我真的想全然地活出最棒的生命"。问题是，在这句话后面总有大大的"但是"，它带来了恐惧并拖住你："但是我可能会受伤……但是人们可能不喜欢我……但是这太困难了。"

罗伯特：这些抗阻和阻碍常常是在你年幼时就成形的思维塑造的结果。你表达你的生命力，然后大人会说："嘘！嘘！嘘！小孩子'有眼无嘴'。"我们从小被这样教导："不要展现你独一无二的特性。"问题是，我们如何在这样的阻碍里维持生命召唤的中正状态？这些阻碍可能来自家人、同事、老板、医生……

斯蒂芬：……或是头脑里的想法。你开始思考："喔，我的天啊！如果……会怎样？如果……会怎样？如果……会怎样？"因此，当人们开始学习中正状态时，我们会听到他们很兴奋地说："这太棒了！我会一辈子保持在中正状态里！我绝对不会、绝不可能失去我的中正状态！"然后我们就会说："你一天至少会失去中正状态上百次。"我们在这里强调的是，如何再次回到中正状态。放下，再把它带回来。放下，再与它连接。

罗伯特：现在让我们试试看，我想保持中正，而斯蒂芬会用力攻击我（斯蒂芬把手放在罗伯特肩膀上，开始用力推他）。如果我变得僵硬（罗伯特身体变得僵硬，几乎要跌倒），我就会失去我的中正。你无法在僵硬紧绷的同时保持中正状态！这不是基于你的肌肉的力量，而是基于你内在同频且中正的生命力。

所以，我们的目标是变得像一棵树一样，保持灵活柔韧的同时踏实地根植于大地。这就是这个练习要做的。回到中正不是通过我们的认知心智做到的。如果在寻找中正的时候我们向上进入头部，我们就失去了与身体的连接，没有落地也没有扎根。这有可能产生恐慌。如果恐慌症发作，身体就会因死锁而僵硬，心智注意力迷失在头脑的云雾里。回到中正就是这种负面状态的解药。再次强调，我们的原则是：将注意力往下沉。放松，气往下沉。

与卡门一起做示范

罗伯特：我们示范一下这个练习，然后你们找伙伴一起练习。我很好奇，现场有没有人有这个问题——无法保持与生命召唤的连接，想得到一些指导？（罗伯特从举手学员们中选了卡门上台做示范。）

好的，让我们开始。请告诉我关于你的生命召唤如何被带走的一些事。它是如何发生？在你的内在，以及外在确实发生了什么事？

卡　门：在我的生命里，每当我要做什么事，总是会有些负面想法出现，然后我就感觉自己身体僵硬、被冻住了。

罗伯特：在你生命的哪些情境当中最常遇到这些事情？

卡　门：在工作上。

罗伯特：在你的工作上。在你工作时有哪些时刻是非常艰难的，比如某个会议、某个简报，或是其他情境？

卡　门：在特定的会议上。

罗伯特：所以你说的是特定会议。是有特定的人，或某一类型的人出席？

（卡门点头。）

（对学员们说）在练习开始时，找到某些具体的情境，在这些情境中失去自己的中正，困在负面场域里。我曾经帮助过一个人，每次他对公司的主管们做简报时，就会感觉会议室的气氛很沉重，几乎让人窒息，感觉自己越来越渺小。这就是一个具体的情境，他失去了与他的中正及生命召唤的连接。

（转身对卡门说）我了解了，卡门，对你而言，在你的生活里，在工作的某些情境中，特别是特定会议，跟某些人开会，是非常有挑战的一件事。（卡门点头。）

好的，让我们来探索一下你如何转换那种状态。第一步，我想邀请你短暂地进入那个挑战情境。我们称之为"喝一口毒药"。你准备好了，向前跨一步进入那个情境，感受一下那种体验。（卡门向前跨了一步。）

允许你自己去感受，你看到了什么，你听到了什么，你在那种状态里感受到什么……当你准备好了，告诉我你觉察到什么。

卡　门：（身体变得紧张。）……我回到了工作时的场景。

罗伯特：是的。当你回到那个特定的情境，你是否感觉身体变得僵硬？

卡　门：是的，身体非常僵硬。

罗伯特：这就像斯蒂芬所说的，作为一个教练，你在个案身上放了一个想象的身心灵气泡，感受一下能量在哪里被堵住了。通道在哪里被关闭了？然后你可以询问一下个案……卡门，你在身体的哪个部位感受到封闭或是紧缩？

（卡门指着她的肩膀和胸口。）

谢谢你。如果你用一个词来表达那个阻碍……在你胸口和肩膀感受到那个阻碍……那个负面信息会是什么？

卡　门：他们没有听。

罗伯特：为什么他们没有听？他们在对你说什么？他们给你什么信息？

卡　门：我想带来创新与改变。

罗伯特：你想带来创新与改变。这是你的召唤。他们的反应是什么？是这样说吗，"我们不喜欢这个"还是"你不够好"？

卡　门："我们听不懂"。

罗伯特：是的。他们说，"我们听不懂。你说的东西毫无意义。"当你听到这些，你有什么感觉？

卡　门：（卡门变得更紧张，看起来非常不舒服，她点点头。）是的。

罗伯特：（对学员们说）你们可以很清楚地看到，卡门进入她的工作情境，她失去了自己的中正，就好像她的通道变得越来越小一样。她的灵魂无法打开进入场域，并且受到很大的限制。我们的任务是如何转换这种情况。

（对卡门说）卡门，我请你现在退回一步，退出那个情境。（卡门深吸一口气，后退一步。）很好。现在让我们同频到你的召唤。记住在之前的练习中你是如何回到中正状态然后说出你的召唤的。花些时间感受一下那个练习，然后大声说出你的召唤。

卡　门：我的召唤是走上一条沟通的康庄大道。

罗伯特：好的，很好。注意当你这样说时，你是否感觉到中正，尤其是我轻轻地推你的时候。（罗伯特很轻地推了一下卡门的肩膀。）

卡　门：没有。

罗伯特：从我的角度，我也没有看到或感觉到你的中正。

斯蒂芬：顺带一提，这很正常。当一个人触碰到他的问题状态时，他就失去了中正。这就会让一个挑战的情境变成一个不可能解决的问题。

罗伯特：好的，卡门，让我们花点时间确保你找到自己的中正状态。回到中正是气往下沉，卡门，把你的中正往下带，接近大地。要做到这一点，方法之一是不要死锁你的膝盖，让膝盖保持弹性。很好，膝盖弯曲一点点，深呼吸，让你自己的中正再往下沉。

很好。这样好一点吗？（卡门点点头。）好的，我接下来想要请你探索一下，如何迎接来自你外部的能量并且与之互动。我将会从不同的方向轻轻推你，请你看看如何把能量带到你的中正，保持中正状态，同时保持灵活。

首先我想探索一下，当我轻轻推你的时候，你如何与我的能量相遇。（罗伯特开始轻轻推她，感受卡门如何回应。）嗯，当我这样做——轻轻推，我没有感受到太多的连接。好像你把你的中正送给我了，我感受不到你的临在——我感觉你好像不在了。（卡门点头。）这是面对外来压力的一种反应——放弃，让他们掌控你的全部。

另一种选择是用肌肉去对抗。当我推你，你可以紧绷自己，保护自己，还可以推回来。让我们试试看。（罗伯特推她，卡门变得僵硬。罗伯特突然撤回了力道，卡门失去平衡几乎跌倒。）你可以看到，当你与我对抗时，你也把你的中正送给我了。（卡门笑着点点头。）

不管是消极的臣服或是顽固的对抗，你都可能因为外在的力量而失去你的中正。但就像传统的合气道教导我们的，有第三种方式"中道"，你可以运用有弹性的中正给予和接受能量，保持与你自己连接，也与超越自己的能量连接。我想请你通过积极反射我的方式探索这一点。比如，当我触碰你的肩膀（罗伯特触碰卡门的肩膀），接收它，然后将它延伸送回给我，就像一个海浪一样。保持放松，把放松带到你的中正，延伸并送回来，就像是一种关于给予与接受的舞蹈。

在NLP体系中我们会提到反射，但通常不是指能量的反射，而是一种双向流动的关系互动过程。你可以看到卡门不是用力推回来对抗我，只是迎接我，因此我可以感觉到她，她也可以感觉到我。

（对卡门说）接下来我想要你做的是，迎接我的能量，并把能量带到你的脚上。然后你会发现，我的能量不是把你推倒，也不是因为你的对抗而让你丧失能量，事实上我的能量会加强你的能量，让你更强大。将推你的能量拿来滋养你的中正，让你站得更稳固、踏实。

很好，稍微弯曲你的膝盖，让能量向下移，流经你的大腿，进入大地。迎接、接收，让能量向下流经你的中正……做得很好……太好了……（罗伯特和卡门微笑，他们的动作和能量交流，就像一种优美的舞蹈。）现在你是否感觉到费劲？

卡　门：没有。

罗伯特：有一股不费力气的力量，一股不需要肌肉用力的力量。回到中正，你就能获得这种力量！（罗伯特和卡门继续做这个练习，直到某个片刻卡门稍微失去了平衡。）好的，就在那个点上，你是否感觉到有点失去平衡？（卡门点点头。）你开始从你的中正向上移到你的头脑。（卡门微笑，点点头。）这就是我们为什么需要身体上的指导——我们必须学会身体模式的技巧。用头脑去思考是不够的，我们还需要身体技巧。现在，让我们再试一次（罗伯特推她）……这就对了……

这就对了。

斯蒂芬：放松你的眼睛，卡门……放松你的眼睛……很好。

罗伯特：（卡门看起来好像稍微失去平衡。）就在这里，你再次失去你的中正，你感觉到了吗？（卡门点点头。）好的，让我们再放慢一点速度，让你真正感觉到自己的中正，感觉与它连接的能量。（继续推她。）非常好！……你是否感觉到你开始围绕着你的中正移动？

卡　门：（带着微笑。）是的！

罗伯特：好的，我们稍微暂停一下……你开始感受到在你的身体里有一种持续的中正状态存在，感受到强大的力量，以及令人赞叹的灵活度。你可以坐在上面，我们有时候称之为"袋鼠尾巴"或是"恐龙尾巴"。你感受到在你身后有一条能量的尾巴，你可以坐在上面。（示范。）

斯蒂芬：让我们听一下卡门觉得那像是什么？

卡　门：当我被推时，我允许自己在中正的状态中反应，就好像身体的一种本能反应，是一种自然的反应方式。我并不需要刻意怎么做。感觉就像跳舞。

斯蒂芬：这就是我们所谓的"生生不息身体心智"开始打开了。你可能会注意到她的眼神看起来不一样了。眼神是一种温柔的聚焦，全然打开，超越罗伯特看进某个开放的场域。（卡门点点头。）为了回到中正，你的眼神从单一聚焦转变成同频周边场域，打开一个大的空间，让能量可以越过你的身体，自由进出。

罗伯特：现在我们做完了身体中正的第一部分，我想要再加一点与问题状态的"负面催眠"词语有关的内容。现在我们再次跳舞……（罗伯特和卡门一起做"积极地回到中正"的练习，罗伯特轻轻地用手推卡门"使她失去平衡"，并加上言语，卡门学习如何在动荡的状态下保持自己的中正。）……留意当我加上言语时，你如何继续保持中正：

你说的话没道理……我不了解你……你完全没道理……我不了解你。你在说什么？……我听不懂……我听不下去。（卡门优雅地移动着，就像随风摇摆的竹子，看起来处于中正状态并且放松。）

很好，卡门……太棒了。（罗伯特和卡门相视微笑。）

（对学员们说）所以你们都清楚了吧：我现在加上语言的能量——因为这股能量也能击倒你。

好的，现在进入最后一部分。有时候你只想跳离那股能量。

第一个策略是，你迎接能量，消化吸收它，将能力通过你的脚带进大地，让自己站得更稳，变得更强壮。你学习如何接收别人的能量，不论好坏，都可以通过某种方式接受，从而让自己更强大。我反射它，感觉它的力量——就像坎贝尔说的，最终没有好能量与坏能量之分，只是单纯的能量而已。我可以用它来帮助自己踏实落地。

第二个策略是，保持在自己的中正，避开能量冲击路线，相机而动。

斯蒂芬： 这是一个典型的合气道动作，叫作"转换"（tenkan）。你不会逃离迎面而来的能量，也不会被这股能量锁定或摧毁。你迎接它，通过转动身体与它融合，成为一体。

罗伯特： 面对危险和攻击，我们的生存本能和正常反应是：战斗、逃跑，或待在原地。我们在这里学习的第四种方法是流动。当我转身到能量的一侧，像是围着它绕圈，用一种好奇、安全的方式走在它后面。（罗伯特示范几次。）

（对卡门说）好的，我会再次推你，当你遇到我的能量，让它从旁边经过，就像一个斗牛士对斗牛所做的事，绕到旁边，保持你的中正。（罗伯特走向卡门，出手去推，卡门转身背对罗伯特，与罗伯特相撞。罗伯特和卡门感觉撞在一起的混乱场面很可笑。）学得很棒！

（罗伯特和卡门都笑了。）这是为什么我们要做身体方面的训练。你要让肌肉记住这些，成为一种条件反射。我们再试一次，这一次转身到我一侧，而不是在我面前。（当他们再做一次练习时，卡门再次转身到罗伯特的面前，两人相撞。两人都笑了。）

斯蒂芬： 卡门，记住，就像斗牛士一样。当斗牛来时，你站到旁边，让斗牛经过。让我引导你。（斯蒂芬站在卡门身后。）

罗伯特： 好的，我是斗牛，我来了。（学员们笑了。）

（当罗伯特缓慢地向卡门前进，斯蒂芬引导她到旁边，做正确的动作给卡门看。当罗伯特经过时，卡门笑了。）

这就对了！这就对了。（学员们鼓掌。）

好的，我们再做一遍，这次我会加上语言。准备好了吗？让自己回到中正，像个斗牛士一样把能量往你这边吸引，当它接近你时，闪向一边，让它从你身边过去。你准备好了，告诉我。（卡门点头，罗伯特向她移动。）我不了解你。你说的话没道理。我听不懂你说什么。

（卡门优雅地转身站到旁边，让罗伯特经过。罗伯特看起来很吃惊，卡门很开心。学员们大笑并为卡门鼓掌。罗伯特微笑恭喜卡门。）

这很有趣，是吗？（卡门点头。）太好了，我们再试一次。我从不同方向不同角度进攻。感受一下斗牛士般华丽转身的舞蹈，享受斗牛士般的自信。转身到旁边，让自己处于安全且好奇的状态，看看自己可以如何积极应对。

（罗伯特从不同的方向接近。每一次，卡门转身站到旁边，站到罗伯特身后，伴随罗伯特前进。卡门现在带着自信引导罗伯特。）

看到了吧。当你闪开，站到旁边去迎接"攻击"时，你就可以自由地、好奇地、安全地加入其中。

（卡门眼神发光，看起来很快乐。）

现在，我请你把自己带回工作中那个困难的情境。做个深呼吸，闭上眼睛，保持与你的中正连接，从全新的中正所在的位置去感受那个困难的情境。（卡门看起来在中正状态，并且很放松。）记得，你不需要费力思考，或是努力尝试，只需要带着觉察去感受如何用新的方式待在那个情境中。

（对学员们说）你们或许可以注意到，当她这样做时，她的身体呈现出一种完全不一样的状态。（对卡门说）现在，当你在这里时，你感受到什么？

卡　门：这全然不同。我有一种感觉——我说出来的话很重要，人们想要听我说话。

罗伯特：（用温柔的语调。）是的，你说的话很值得听，人们想要听你说话……（对学员们说）你们可以看到一种更深层的改变正在发生。这种经过重新组织的呈现是相当有力量的……（对卡门说）知道自己还可以带着另一个心智进入那个情景中，是不是很棒？我只是很好奇，当你感知到此刻的自己时，你会如何表达自己的召唤？

卡　门：（用一种坚定、清晰、一致的语气。）我的召唤是走一条沟通之路。

斯蒂芬：太棒了。（掌声如雷。卡门鞠躬走下讲台。）

罗伯特：好的。我们回顾一下这个练习的步骤。首先，辨认出困难的情境。你在延伸召唤的过程中会遭遇什么困难？或许这情境让你感觉沉重，或是感觉备受冲击。与你的教练分享一下情境的细节，把自己带入情境里，感受一下。在 NLP 里面，我们称之为"与当下状态连接"。然后跳脱情境，积极地回到中正。记得让膝盖保持弹性。只要你死锁了你的膝盖，你就把中正送给别人了，远离了你的中正。当你的教练向你靠近，保持中正、与它相遇、消化吸收、保持弹性、反馈回去……接收、消化、反馈。

斯蒂芬：记得，用一种放松且中正的状态接收这股力道。如果你带着攻击性或烦躁的心迎接它，就会增加攻击者的攻击力道。你带着中正的放松状态迎接它，就化解了攻击的力道。这是合气道的基本原理。

顺带一提，当罗伯特说"迎接它"，意思是你在延伸你的能量，发散你的能量。不要阻断它，与它对撞，或是消极退缩……你要延伸你的能量，超越它，接收它，反馈它，整个动作就像跳舞一样。（示范一个合气道动作。）如你们所见，我的手是打开的，我感觉能量从指尖延伸。我的视线是开阔的，感觉能量流经过它。我的中正是同频且打开的。我没有在"战斗或逃跑"的状态里，相反地，万事万物在"流动"状态里，任何流经的事物都可以被融合且被正向运用。这给了我自信、自由和能力去转化负面能量成为正面能量。我们把这看成英雄在旅途中所需要的最重要的能力。

罗伯特： 你不需要从能量中逃跑或是与它对抗。与它连接，消化吸收，带进大地里。坐在你的"袋鼠尾巴"上，保持你的管道畅通。记住：身体只需要放松。头脑不需要执着。

我们现在邀请你探索积极地回到中正的身体技巧，把它用到那个困难情境里。我们确信你会发现很有趣的知识。你必须耐心地训练身体的某些部分，使它变得更加流畅；还有一些部位需要更多地被调动起来。这个过程对每个人而言都是独特的。

我最近协助一位女士做积极地回到中正的练习。她是一家银行的副总裁。我只要触碰到她的背部下方，她就会变得僵硬；她的背部下方有个消极脆弱的模式存在。当她发现如何保持放松，与自己的中正连接时，她改变了在公司里与同事的互动关系。有趣的是，她总是担心别人"在她背后说她坏话"，或是担心别人"背后捅她一刀"。当她学会保持中正后，这些想法有了正向的改变。因此，通过积极地回到中正的练习，每个人都会学到不同的东西，取得不同的进步。

作为教练，你在推个案时，他可以保持中正，就可以加些困难情境里会出现的"负面催眠言语"。邀请他探索如何用一种正向方式消化、释放那些能量。接着，个案在大地上站稳，将能量释放到大地里，踏步到旁边，避开那股能量。像个斗牛士一样，以绕圆圈的方式移动，享受这舞蹈。

然后邀请个案闭上眼睛，深呼吸，回到中正，回想一开始的困难情境，觉察一下那个情境有什么改变。总会有些正向转化发生，就像卡门分享的一样。有趣的是，问题的转化不需要他费力思考或努力尝试。问题的转化是通过他参与其中，以及你的状态改变发生的。最终，进入非常重要的终结步骤，带着新的临在，站在那个情境里，表达"你的召唤"。

这个练习过程通常只需要十分钟。

生生不息的身体状态

斯蒂芬：我们聚焦于如何在自己以及别人身上发展生生不息的身体状态，实现英雄之旅。我们提到，无论何时当你需要创造一个新事物，或是转化，或是疗愈某些东西，你需要处于生生不息状态。生生不息状态需要在三个不同心智层面上呈现：身体心智、认知心智、场域心智。要发展生生不息身体心智，我们需要运用"调频且回到中正"原则。这会带出身体意识，它同时拥有放松、专注、弹性、打开和感知智慧。

回到中正的另一种说法是"身心合一"，也就是头脑思考与身体感觉合而为一。为了做到这一点，你在思考的时候必须放松肌肉。一旦你肌肉紧绷，你就从身体里解离了，并且退化到一种脱离现实的思维方式。能够放松、流动地思考，是生生不息意识的根本特性；这种能力是一些练习，如生生不息催眠和静坐冥想，以及高效能挑战——运动、艺术（音乐或写作）、亲密关系或者商业运营。这些练习在你的英雄之旅中都很重要；所有这一切都需要掌控一个重要技巧——拥有一种"跳脱思考限制"的能力，或是创造某个前无古人、后无来者的事迹。我们在这里整理并且训练你的意识，使其在一个适当的位置上，使你可以承先启后、开疆辟土。

如果你不在生生不息的身体状态里，你会陷入一种消极的负面反应——"战斗、逃跑，或待在原地"。你在一种保守状态里，只能反复做同样的事。因此，当一个不可避免的、创造新事物的挑战来临时，你只能被动地"在即将沉没的泰坦尼克号上重新排列桌椅"。

罗伯特：束手无策地看着"泰坦尼克"号继续撞在冰山上。

斯蒂芬：（眼神闪烁着狡黠的光芒。）科学家证实，脱离身体的意识思考所使用的肌肉，跟便秘所使用的肌肉是一样的。（学员们笑了。）所以你会看到人们这样做（斯蒂芬摆出便秘的动作），他们会说，"你没看到我正在认真思考吗？"然后你们会说，"看起来你像是在做另一件事情！"（学员们笑了。）现在，在这种紧绷闭锁的姿势里，你们觉得我转化的概率有多大？

罗伯特：或是发展创造力的概率？

斯蒂芬：概率很小。因此我们说，要在一个生生不息层面上运作，你需要进入意识的细微层面。但是当你这样做时（再次展现便秘动作），便关闭了你通往创造力潜意识的大门。它传送一个信息给神经系统："冻结那种状态！关闭那个流动！不要让任何新事物进来！"

罗伯特：我们称之为"神经肌肉锁结"，意思是通道关闭。

斯蒂芬：身体与心理的连接失去完整性，失去中正，所以你就无法连接自己内在的智慧。场域关闭，所以你无法连接超越自我心智的空间，而是困在狭小的自我心智里。你失去了与比你的意识心智更伟大的智慧的连接，事情变得不再有趣，你无法生生不息。

你们有多少人内心有个声音说："你不够好？"（几秒钟之后，大家纷纷举手。）你可以看到内心的冲突在继续——一个内在的声音说"是的，他说的没错"，另一个内在的声音说"闭嘴，不要承认任何事"！（斯蒂芬示范举起一只手，然后很快用另一只手把这只手拉下来，学员们笑了。）我们鼓励你承认那个声音——你不够好。你的意识心智不足以应付一切，你需要与更深层意识的母体连接。这就是生生不息意识可以帮你的地方。

每次当你这样做时（斯蒂芬蜷曲他的身体），你就从更伟大的意识里抽离，而在更伟大的意识里所有的好事正在发生。因此，身心连接回到中正可以帮助你、训练你与更深层的场域意识保持连接，把你的小小心智"连接套在"更大的心智里。你做到这一点，好事就会发生；你无法做到这一点，坏事跟着来。

或许我们可以岔开话题，讨论一下人类历史的重大议题"基督教原罪"。你不需要等到星期天去教堂做礼拜，让牧师告诉你你有罪。（学员们笑了。）那些所谓的"原罪"，或是另一个领域里的"神经官能症"或"病症"，没有任何负面的含义，只是一种基本的，试着要创造某些东西的人类意识的基本状态。它会变成负面状态是因为人们与它形成的负面关系；原罪或病症是一种身心未能连接、回到中正的状态，它们没有生生不息的关系连接。

比如，让我们反省一下"七宗罪"——这是旧式家庭最爱做的事情。谁可以说说今天犯下的任何原罪？比如，今天午餐时都做了什么？

学员中有人回答：吃很多。（学员们笑了。）

罗伯特：很好。贪吃是一个原罪。还有其他的吗？你们在一天快结束的时候会产生什么"原罪状态"？

学员中有人回答：懒惰！（学员们笑了。）

斯蒂芬：太棒了！你会享受懒惰的原罪状态。你今天还经历了什么其他

原罪? 有没有淫欲? （学员们笑了。）贪心? ……嫉妒? ……骄
傲? ……生气? （大家不断地举手，笑容满面，欢笑声此起彼伏。）
你看，这些都是大家平时共同拥有的体验。因为这些体验太普遍了，
于是我们认为这是人类意识的基本体验状态。但这些体验只有一半
的人性! 它们是潜意识给予我们，使我们能够成为人类的"深层结
构"。为了帮助它们拥有完整的人性，变得生生不息且积极正向，我
们需要赋予它们"人性化"，与它们建立一个有创造力且正向的关
系。通过带给它们人性意识，使它们从半人性状态中蜕变，从死气
沉沉的状态中蜕变，达到全然人性化的状态，这些体验就有了重大
的正向价值。

先前有人问我，"你如何运用生生不息的身体工作治疗负面成瘾"?
负面成瘾，就像其他病症和"原罪"一样，是一种没有人性中正的
深层身体体验。如果你保持中正，问题会转化成解答。

罗伯特：在此澄清——病症或问题是一种没有中正的深层身体状态。当我
跟成瘾的人工作——可能是暴饮暴食或是烟瘾，不管哪种负面成
瘾——他们经常会说："我身体里有个黑洞，无论如何都填不满"。
这种说法就是他们无法感受自己的中正。

斯蒂芬：我们提出一个公式——

原罪＋中正＝优雅

或者从略有不同的传统角度说——

病症＋中正＝资源/解决方案

这是发展生生不息的身体状态带来的主要价值之一——帮助你将负
面体验转化为正向体验。举个简单的例子，暂时让自己进入懒惰状

态。调整自己进入深度懒惰状态……（学员们开始调整姿势。）看起来你们很多人什么都不需要做，就已经是那个样子了！（学员们笑了。）

罗伯特：认真一点，让自己进入那种状态。放下批判，放下试着改变的心态，只是带着好奇观察它。

斯蒂芬：一旦你进入那种状态，很慢地，由内而外地，让自己找到中正状态。对自己的姿势、呼吸以及感受的细微变化保持好奇，允许自己把回到中正的感觉带进懒惰体验的核心。放下名称、放下批判，通过增加中正的生生不息身体体验来提升自己的状态。

罗伯特：当你这样做时，留意是否有任何改变开始发生。感受你自己……感受其他事物……感受内在体验的质量。

斯蒂芬：当你这样做时，你会怎么称呼现在这种状态？现在这种状态的名称是什么？还是"懒惰"，或许名称改变了？有没有人愿意说一下自己现在的状态是什么？

学员中有人说：冥想……同频……深刻觉察。

斯蒂芬：真是太棒了，不是吗？觉察一下，然后让你自己回到教室里……欢迎回来！就算这是一个很短的体验，我们也希望你能感受到，当你把身体中正带到负面体验里会发生什么事。它的根本本质开始改变！之后，我们会讨论更多，你可以把这一点运用到很多不同的问题上。比如，一个人想戒烟。他说："我真的不想抽烟，但我内在感觉需要来根香烟。"

罗伯特：这是体内的一种强烈欲望、冲动。

斯蒂芬：在工作坊的下一阶段，你可以带着好奇去面对这个问题。我们如何找到并支持问题里的正向意图？我们从一个假设开始：所有问题都是一种试图疗愈、试图转化，通过把它带到生生不息的状态里，它就可以被抱持并引导成为正向的。因此，当你陷入焦虑状态，或是负面成瘾，或是生气，其实是你内在的某些东西试图疗愈或转化。为了实现人的本性的"天赋与良善"，你需要把它带到生生不息的人性意识状态里。

回到中正是生生不息状态的重要元素。因此，当你面对自己或别人的负面问题时，你不需要试图消灭它，或是粗暴地对待它。我们建议你发展生生不息的状态，然后去迎接那个挑战。

比如，对于想要戒烟的人，你可以帮他们回到中正，并且发展一种好奇与旁观的状态。接着你邀请他们用身体来表达烟瘾问题的基本身体模式，并不断重复这个动作。比如，想戒烟的人可以闭上眼睛，缓慢地重复点香烟、抽一口的行为动作。当他们重复做这些动作，请他们放慢速度，回到自己的中正，允许优雅的动作开始展现。带着优雅的心态去展现那个问题，这是一种真实的蜕变转化！当他们带着中正的、优雅的舞蹈形式去重复那个问题行为时，请他们思考一个问题，"我的潜意识试着要告诉我些什么。它想说什么？"通过一种中正的、有节奏的状态抱持那个问题，很多有益的觉察就可能产生。

罗伯特：很讽刺的是，我跟很多抽烟的人一起工作，他们说抽烟的正向意图是提醒他们要呼吸。

斯蒂芬：对其他人而言，抽烟给他们一个属于自己的时间。

罗伯特：当我帮助我爸爸戒烟，他发现抽烟是他整个人生当中唯一一件为自己做的事。不是为了家人而做，也不是因为工作需要，仅仅是为他自己。如果抽烟是唯一一件你能为自己做的事，那么这真的很糟糕。但这确实是他自己的认识。

斯蒂芬：所以如果有这样的想法浮现，请你快乐地接受这个正向意图和需求——为自己做些什么事真的很重要！

罗伯特：知道这一点不是很棒吗？

斯蒂芬：如果你可以理解抽烟是为了帮你获得某种正向感觉，比如留些时间给你自己，你就可以进一步用中正状态去探索其他可能性，用来满足这个需求，而不需要靠抽烟。一旦你发现正向意图，就可以创造很多新的方式去满足那个重要的需求。

罗伯特：所以你保持连接、中正，打开并超越那个僵化的问题。

斯蒂芬：如果你没有保持中正，你很可能找不到正向意图中的一个有意义的答案。我的深层潜意识试图想要疗愈或创造什么呢？我如何超越那个负面形式创造其他新的方法？

罗伯特：很多学习NLP的人，在还没有发展出生生不息状态之前，就急着寻找正向意图。他们会这样说（罗伯特加快速度说话，感觉很焦虑），"你抽烟的正向意图是什么呢？到底是什么？我不知道你的正向意图是什么。"（罗伯特放松下来。）我们说，除非你首先发展出一种生生不息的状态，包括回到中正，否则你无法从那个问题获得任何帮助。一旦你发展出中正状态，就可以邀请病症进入那个生生不息的空间里，抱持关于正向意图的问题。如此做，正向意图以及其他可能表达的方式就会浮现于你的心头。你在中正状态里抱持问题，而不是在迷失状态里追逐答案。

学习与流经过你的能量同在

斯蒂芬：通往英雄之旅的道路直接经过你的身体。为了把蜕变带进你的生命中，这是你第一个需要连接的心智。我们需要强调一下，尽管回到中正是一个简单的过程，但执行上通常没那么容易。你可能会说："如果回到中正这么棒，为什么很少人做这件事？"一部分原因是人们的无知：在主流的消费者文化和原教旨主义占主导的文化背景下，找到自己的中正是被禁止的。我的意思是，如果你很深刻地与自己的中正连接，你还会想买多少台电视？（学员们笑了。）

另一个原因是，寻找最核心的自己，这条道路上充满着陷阱。也就是说，你会体验到锁在你的中正里的许多不同经验。坎贝尔提到，我们需要跨越门槛，还要跟恶魔战斗。但是不用担心，接下来我们会看到，有许多方法可以面对、处理这些障碍。现在，只需要注意，当我们谈论回到中正，有两个不同层面的中正。第一个层面是，一个空无一物、生命流动的打开空间。用佛家的话来说，既是空无一物也充满万物；神经心理学的说法，它是一个传送器，把信息／能量从一个领域传送到另一个领域。

罗伯特：就像之前我们说过的一个打开的通道。中正就是一个打开的通道，允许你处于一种自由且充满创造力的状态。

斯蒂芬：第二个层面是，在任何时间点上流经通道的事物。所以我们有这个打开的通道——就是你的中正——有些事物流经它——就是你的认知意识。生生不息意识的其中一个主要任务是区分这两个层面。如果你做冥想静心或是回到中正，你就是在练习一种无为的状态，观察每个时刻发生的事情，就像生命的河流流经你。你学习如何与某人或某事"同在"，而不会变成他们。然后，你就可以用一种充满创造力、爱、正向的方式自由行动。

罗伯特：佛教说到天空与云之间的关系。如果我执着于云，我可能迷失在困惑和情绪的"暴风云"里。但如果我保持中正，对超越云朵的天空场域打开，我可以让云朵或我的想法穿越我的觉察，而不会受到它们的影响。天空不会说："我必须要消灭这些云朵，永远保持晴朗、万里无云！"我可以觉察到所有的云朵（想法），让它们流经。

斯蒂芬：当我们想到中正时，我们不仅可以对存在的一切保持开放，更是在思考具体而协调的觉察核心，将它呼吸进来，也将它呼吸出去。

罗伯特： 如果你没有这种中正状态，你有可能困在情绪的"暴风云"里。你开始对生活做出负面反应，迷失在"战斗、逃跑，或待在原地"的反应里。因此当负面能量出现——生气、恐惧、绝望——你就迷失在其中。

斯蒂芬： 在一种迷失状态里，问题会吞噬你的自我。你迷失在其中。当你保持中正，自我可以正向地消化问题。你可以邀请问题喝一杯茶，用一种正向、聪明的方式与它连接，然后开心地送它离开，所有部分都通过连接得到帮助。当回到中正时，你发展了一种更高层次的意识状态，相当于营造一种环境或者一个庇护所，在里面你可以邀请负面经验接受转化……如此做，你的意识也会被转化。

关于中正的两个不同层面的区分，维吉尼亚·萨提亚（Virginia Satir）有一个简单的技巧很好地阐明了中正的背景层次与内容层次之间最重要的区别。当她在做家庭治疗时，她经常问家庭成员两个连贯的问题，看看他们是有冲突产生还是关闭自己。她首先问，"你对这件事感觉如何？"接着她会问，"你对这种感觉的感觉如何？"第一个问题是事实问题。对教练或治疗师而言，这个问题不重要——可以是生气，或快乐，或恐惧，或其他情绪。而第二个问题的回答很重要：对于你正在体验的那种情绪，你与它的关系如何？你跟它关系还可以吗？还是你感觉需要暴力和粗鲁地对待它？我们会说第二个层面决定了一切事物的发生。并不是情绪或事件很重要，而是你与它的人性化关系很重要。

罗伯特： 第二个感受会决定你与第一个感受之间的关系。如果我的第一个感受是生气，然后我害怕生气，或是对生气生气，或是对生气感到羞愧，那生气就变成一个问题。

斯蒂芬： 在很多事情上都是这个道理。没有哪种体验本身是一个问题，你跟体验的关系决定它是资源还是问题。如果你有一种强烈的幻想，想要谋杀某个人，这本身并不是问题。（学员们笑了。）我是认真说的……在生命的河流里，这种感觉来来去去。但如果你在那种感觉上钻牛角尖，或是试图逃避那种感觉，这就变成一个问题。但如果你可以用一种中正的方式与它同在，它可能会变成有用的信息。一切都取决于你如何看待它。

我有一位个案，在她成长的家庭，家里的规矩是："永远保持正向、开朗。"所以她会像这样四处走动（带着虚假笑容并且提高音量说话）："哈啰，你最近怎么样？"（学员们笑了。）

罗伯特：（很不自然地微笑，摇摇头。）我很好啊，斯蒂芬。

斯蒂芬：（很大声且虚假地说。）我真的再好不过了！

罗伯特：（用讽刺的语气说。）人生太美好了，不是吗？（学员们笑了。）

斯蒂芬：这一家人是我遇到过的最可悲的人。（学员们笑了。）所以我帮助她与她的中正连接，一个在头脑心智塑造出的自我面具"之下和之前"的地方连接。做了两次咨询后，第三周她走进来，我问她："你最近如何？"她回答："我度过了最奇特的一周。"如果你在做催眠，这是一个很好的征兆。这表示创造力潜意识带入某些新的体验，个人觉察到"奇特"或是"不一样"，跟自我认同的"例行公事"差很多。她接着说，"一整个星期我都感觉心情抑郁……我从来不会感觉心情抑郁……但更奇怪的事情是，我竟然觉得能够感觉抑郁很不错。"（学员们笑了。）她问我，"这听起来很不合理，不是吗？"

我说："这当然合理。我的祖先来自爱尔兰，而抑郁是爱尔兰人唯一信任的感觉。因为他们知道，无论事情有多美好，英国人总是随时虎视眈眈……英国人来了，就会拿走所有的一切！"（学员们笑了。）在这个例子里，这位女士感受到中正的两个层面。在第一个层面，她感受到抑郁；但在第二个层面，她感觉快乐，因为她终于可以允许那些禁忌的感觉存在。第二层心智是生生不息认知心智的基础。接下来我们会探索这一部分。

罗伯特：第二层心智的基本原理是护持，斯蒂芬经常会说，这是一种生生不息的能力，接纳存在的一切，创造一个抱持的环境，允许事物存在，用一种充满创造力且尊重的方式与他们连接，允许他们整合、转化，打开最深层的正向潜力。

斯蒂芬：我们到目前为止探索的是，如何创造你的身体基础，这是你的第一个生生不息心智，因此你可以同频，回到人性中正，用一种积极正向而又专注的方式，有创造力地度过每一个瞬间。如果你失去这个基础，你就会被动地开始产生恐惧或愤怒，阻碍生命的流动。管道关闭会造成你偏离生命最深层的召唤，迷失在每天无关紧要的生活琐事里，而不是展开你人生最精彩的旅程。

罗伯特：因此，英雄知道生活可能很艰难，但这不是问题。（学员们笑了。）知道这点不是很好吗？

斯蒂芬：接下来要做的是，在此基础上获得身体的完整，创造你的内在鸟巢——在你的内心创造一个安全舒适的地方，不论发生什么事情，你都可以运用你的心智，不是控制它，而是打开正向意图和好的一面，找到体验所带来的礼物。

结论：*保持你的管道畅通*

罗伯特：现在，我们带大家做些冥想。好了，让你自己舒服地坐着。注意你得花多少工夫才能将自己调整到一个很舒服的姿势！（学员们笑了。）这个发现很惊人，是吧？能够从一个很不舒服的位置调整到一个很舒服的位置真的很好。我们应该更早一点提醒你们！（学员们笑了。）

斯蒂芬：现在让我们花些时间安静下来、沉淀下来……

罗伯特：回想起那个古老的智慧……放松……找到你的内在空间，在内心的一个空间。

斯蒂芬：放手让你的表现自我去完成。

罗伯特：花点时间……真的成为一片天空……在广阔的天空里可以抱持许多云朵。

斯蒂芬：你可以成为大地……让你的根扎到大地深处。

罗伯特：同时感觉到自己是天空……在云朵之上有个地方，阳光总是很灿烂。你是那光。

斯蒂芬：在安歇的地方……让我们回到构成你人生美好路途的……英雄之旅的……核心概念。

罗伯特：在结束时我想跟你们分享一首无名氏的诗，叫《放眼今日》(*Look to This Day*)。

> 放眼今日，这是人生，
> 非常真实的人生。
> 在短暂人生里有所有存在的真理，
> 成长的喜悦，
> 光芒耀眼的美丽，
> 辉煌的成就。
> 昨日仅是过往云烟，
> 明日仅是想象愿景。
> 你全心全意活过的每一天
> 会让昨日成为美好回忆

让明日美梦成真。

因此，放眼今日！

斯蒂芬：在今日，打开花苞般的想法，你可以活出一段英雄之旅，一个穿越时空的伟大意识打开，迈向生生不息的蜕变，疗愈你自己，也疗愈这个世界。在今日，我们提到英雄之旅的一些简单概念。在你的自我意识之下以及超越自我意识，有一个更高意识存在。甚至在你的思维被开发之前，这个意识就已经存在。我们将其称为原始的临在，独特的人类灵魂，而那就是原本的你。

罗伯特：那种生命力，那种玛莎·格雷厄姆所说的活力……我们提出英雄之旅的最终目标不是要去表现……而是能够回头看看今日，告诉自己，"今天真是太棒了。多么充实美好的一天。"能够回头看看这一辈子，告诉自己，"这一生真是太精彩了。多么充实美好的一生。"

斯蒂芬：当你回头看今日，你或许可以以感激与开放之心感受你在今天学到的、任何你特别想要感激和记住的东西。或许你学到了自己的生命召唤。从你内心深处，你最想活出怎样的精彩人生？

罗伯特：你是否愿意朝向英雄之旅打开你的管道，打开你的心，打开你的头脑？

斯蒂芬：我们也提到，当你开始走向英雄之旅，你会遇到一些阻挡你的门槛；需要冒险踏进一个新的领域，一个你从未到过的地方。在未来的日子里，很多时候你会发现很难迈出下一步……可能感觉被困住了，感觉沮丧、挫败。这些都是英雄之旅中可以预期、无法避免的部分。在这些时候，你是否可以感受如何回家、回到你的中正状态？你如何让自己不迷失在问题里，回归本心，参与到内心深处的中正里？

罗伯特：我们希望你今晚睡个好觉，请你把睡觉当作偶尔掉进自己中正里的一个机会，开始与自己的中正同频。注意你是否可以感受到更多，你如何与自己的中正更接近？你何时发现你远离了自己的中正？你如何带自己回家、回到中正……任何时候、任何地点、任何方法，带给自己中正？

斯蒂芬：遵循米尔顿·艾瑞克森的伟大传统，我们将指出，你们今晚都会做很多梦。科学研究显示，一个人一晚会有六个或七个梦。建议你自由运用其中一个梦，创造一个对你的英雄之旅有深刻意义的梦境。

罗伯特：或许你觉得你需要有两个关于英雄之旅的梦。

斯蒂芬：但我们觉得你应该节制一点，只做一个梦。（学员们笑了。）而且我们更进一步觉得它应该是你今晚的第三个梦。

罗伯特：你可能想要抗拒，选择在第五个梦走英雄之旅。但我们真的想要英雄之旅发生在第三个梦。

斯蒂芬：你们有些人会公开地反抗我们……

罗伯特：……而决定做三个跟你的生命召唤有关的梦……

斯蒂芬：但我们坚持必须是第三个梦。

罗伯特：而且我们觉得关于你的生命召唤的梦应该只有一个。

斯蒂芬：关于今晚会有几个梦这件事情……我很确信你们会让我们看到谁说了算。

罗伯特：而哪一个梦……

斯蒂芬：……是关于你的……

罗伯特：……生命召唤。

斯蒂芬：不论你今晚有多少个梦……不论它们是怎样的梦……我们深刻且全心全意地强调你真的可以有美好的……深度的……舒服的……睡眠，一觉安稳到天亮……

罗伯特：……醒来时感觉非常有精神，充满活力。

斯蒂芬：当我们明天早上再开始时，你会把你所有的身体心智带到旅程的下

一步……你所有的认知心智……你所有的场域心智……去探索三位

一体的神秘自我。

罗伯特： 然后带给这个世界……

斯蒂芬： ……散播关于英雄之旅的神圣语言。

罗伯特： 去吧，并且保持中正。（学员们笑了，热烈鼓掌。）

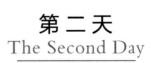

第二天
The Second Day

生生不息的认知心智

斯蒂芬：大家早上好！祝你们今天都有很美好的一天。

罗伯特：我们的主要问题是：你做了第三个梦吗？（学员们笑了。）还是你非常抗拒，只做了两个梦？（更多笑声。）

昨天我们开始探讨英雄之旅中的"人生召唤"这个议题——我们认为你的内在有一股独一无二的能量存在，这是你带给这个世界的礼物。我们也指出，每一个人在人生的旅途中，有着个人创伤或是携带家庭以及文化的创伤，所以这趟英雄之旅就是分享我们的礼物，同时也疗愈我们的创伤，以及疗愈别人的创伤。像往常一样，我们先来分享几段文字。第一段文字，跟我们今天的课息息相关。选自玛丽安娜·威廉森（Marianne Williamson）所写的《发现真爱》（*A Return to Love*）许多人会选用，包括南非前总统纳尔逊·曼德拉（Nelson Mandela）在他的总统就职典礼上也选用了这段话：

> 我们最深的恐惧并不是我们不够好。我们最深的恐惧是我们拥有的能力超乎我们的想象。我们最害怕的是自己的光芒，而不是自己的黑暗。我们自问，为什么我可以如此聪明、美丽、才华横溢和出类拔萃？事实上，为什么不是你呢？你是上帝的孩子。你的自我贬抑对这个世界没有帮助。把自己变得渺小以便让身边的人不会感到不安，这样做一点意义也

没有。我们生来便是要绽放光芒，就如同孩童一般。我们生来是要彰显内心存在的上帝的荣耀。这种荣耀并不只在少数人身上，而是在每个人身上。当我们允许自身的光芒闪耀，我们也在无意中允许他人同样散发光芒。当我们从自身的恐惧中解放出来，我们的临在也自然而然地解放了其他人。

罗伯特： 我想这篇美丽的祈祷文说出了英雄之旅中很重要的部分，简单地说就是，允许你内在的光芒闪耀，将你自己和其他人从恐惧中解放出来。

我有第二篇简短的朗诵，节录自大卫·赫伯特·劳伦斯（D. H. Lawrence）：

> 当我们从自我的玻璃瓶中出来，
> 我们像松鼠一般逃离囚禁我们的人格牢笼
> 再次奔向森林，
> 我们感到寒冷、恐惧而颤抖着
> 事情临到我们身上
> 然后我们不认识自己。
>
> 寒冷、无伪的生命冲击着，
> 热情将会使我们的身体全然绷紧，
> 我们带着全新力量踩地
> 老旧事物将会崩坏解析，
> 我们仰天大笑，
> 旧俗将会像燃烧的纸张一般卷曲萎缩。

罗伯特：愿我们今天都能逃离自己的牢笼，再次奔向森林。

斯蒂芬：罗伯特，说得太好了。今天我们将会探讨起心动念的生生不息认知原则。这个原则在藏传佛教里也有提及，强调人类意识最大的天赋是人们有能力将负面能量转化成正面能量——有能力与负面能量连接，并将之转化成某种富有价值的正面能量。你们相信自己有这样的能力吗？

罗伯特：大家说"阿门"，弟兄姊妹们！（学员们笑了。）说，"我相信！"（更多笑声。）

斯蒂芬：你知道吗？如果你非常自信，知道你可以过好每天的日子，这会成就一个很不一样的人生。你相信吗？如果你每天给自己一点时间，多关注自己一点，你可以打开一个全新的世界，并运用人类意识给予你的天赋去转化负面能量。关于这个可能性的信念基本上就是我们所说的起心动念的过程。你可以在七百年前伟大的苏菲派诗人鲁米（Rumi）的优美诗篇中听到这个信念。有些人说鲁米是有史以来最伟大的诗人，我也是这样认为的。这首诗是《下跪的山羊》（*A Goat kneels*）。

> 你的内在是一座丛林，
>
> 有时候狼群主宰着，
>
> 有时候是山猪们。
>
> 当你呼吸时，小心！
>
> 一个温柔的片刻，
>
> 像乔瑟夫一般的仁慈降临，
>
> 从一个自然穿越到另一个自然。
>
> 下一个片刻，邪恶在阴暗角落移动……
>
> 每个片刻，都有一个新的物种从你胸口浮现——

现在，一个恶魔，

现在，一个天使，

现在，一头野兽。

在这个充满惊奇的森林里也有一些动物，

会将你吸引到它们的臣服中。

如果你想悄然靠近，并偷取一些东西，

就从它们身上偷取吧！

斯蒂芬：在这首诗里，你可以看到认知心智两个截然不同层面的呈现。我们在第一天提到了身体中心的两个层面——内容层面，以及抱持内容的空间层面——我们对于生生不息的认知心智也有相同理解。在生生不息的身体心智里，我们创造了一种"身体中的身体"；在生生不息的认知心智里，我们打开了一种"心智中的心智"。这就是加上了一个情境层面。

罗伯特：在NLP里，你或许可说这是一种"超越心智（meta-mind）"，它既包含又超越其他心智。

斯蒂芬：所以在生生不息的心智里，一个人的身份认同是在一个场域的层面上抱持所有模式。

罗伯特：格雷戈里·贝特森过去常说，这是一个层面上的"模式相互连接"。

斯蒂芬：生生不息超越心智与日常功能小我心智运作有着天壤之别，小我心智是指身份认同处于一个固定位置，或仅是场域中的一个部分。所以，如果我和罗伯特待在一个场域中，小我心智会说："在这里，这是我；在那里，那不是我。我的身份认同在这里……我不在那里。"当我们无可避免地在这个层面的身份认同有差异时，我认为他的不同观点会对我的身份认同造成威胁。为了保存我的"自我"身份认同，我必须通过彻底毁掉"另一个人"来处理这些差异。（斯蒂芬像个僵尸杀手般慢慢走向罗伯特。)"我必须要杀,杀,杀。"(更多笑声。)(斯蒂芬也笑了,边笑边向罗伯特走近。)然后,我不择手段,必须把这个可怕的、威胁到我身份认同的东西从场域中移除。

现在我们大家都笑了,但是在世界上当这件事真实上演时其实没有那么好笑。这称为原教旨主义,很不幸的是,这是当今世界上最普遍的意识形态主流。"我所信仰的是唯一真理,他所信仰的是异教,所以他必须被消灭"。(对罗伯特用一种意大利黑手党的口气说话。)我不是针对你个人,只是做生意罢了。(学员们笑了。)

罗伯特: 当我们有能力提升到一个比小我身份认同更高的层面——生生不息层面时,我们就会互补,而不是对立。提升到身份认同的生生不息场域层面,我们便创造了第三个体,可以同时抱持你我,以及更多、更多。这就像我们之前举的一个例子,把两个氢原子跟一个氧原子结合在一起就创造了水。水既不是氢,也不是氧。如果没有氢和氧之间的关系,水也无法存在。水是因它们之间的连接而产生的。这就是一种生生不息的状态:通过一种和谐的方式同时抱持较低层面的所有成员,从中产生更高层次的状态。

斯蒂芬: 当然,这也适用在人类身上。如果你曾经有过亲密关系你就会知道……

罗伯特: ……或是你曾经看过别人有亲密关系……(学员们笑了。)

斯蒂芬: ……你可以看到在亲密关系的第一阶段,全然地浪漫,一加一等于一。在这个阶段,就好像"我们融为一体,从此过着幸福快乐的生活"。

罗伯特: (罗伯特拥抱斯蒂芬,缠绵缱绻。)斯蒂芬,我心爱的!
(学员们笑了。)

斯蒂芬: 就像罗伯特刚才做给大家看的,这种浪漫的水乳交融事实上是一种麻醉状态。大脑释放特殊化学物质,让你处于一种"浑然一体的催眠状态";这是大自然将你引入陷阱的一种方式。"来我这里,我的心肝宝贝……"(学员们笑了。)当然,迟早药效会衰退,在某个点你会进入亲密关系的第二阶段,这时彼此间的差异变得明显碍眼。过去那些"情人眼里出西施"的爱人的美好特质,现在变成令人作呕、神憎鬼厌的处处挑剔!但是对于任何亲密关系而言,进入这个"你是你,我是我"的阶段是必要的。我们面临的挑战是:尽管我们彼此相爱,但我们有着天壤之别。

罗伯特: 差异分化是必要的,也是关键的一部分。

斯蒂芬: 差异分化使我们从单一定位的身份认同切换到可以同时抱持多个定位的场域。这是亲密关系的第三个阶段。为了享受成熟、有创意的爱情火花,我们必须发展场域意识,一个"我们"的概念,它既包括"你"和"我",又超越两者。我们之间的差异不会消失——某种程度上,差异变得更加清晰——但是有一个浮现的空间,它正在抱持这种差异。场域意识处于比"小我意识"更高的境界。这是一个基础,而不仅仅是人际互动间的生生不息状态——在此"我们"抱持并引导"你"和"我"——也是为了个人内在的生生不息状态,超越空间的觉察可以包容我所有的想法、行为、感觉和存在。这样就使互补取代了竞争;使一种"两者/以及"的关系取代"这个/那个"的关系。我们会发现,这会为创造生生不息的结果带来巨大的差别。

当我们检视问题时,我们通常会看见不同立场间的冲突,暴力会试图消灭一种立场以巩固另一种立场。一个典型的例子是存在于"理想自我"与实际之间的巨大落差——就像罗伯特之前说的,我认为我想要,我认为我应该——与发生的事实是背道而驰的。比如,我想要健康,可是我每天吃 12 个果酱甜甜圈。理想自我和现实间有着相当大的落差!

常见的方法是自我试图通过"去除/消灭"现实问题状态来解决问题。就不要再吃果酱甜甜圈了！不要感到害怕！攻击那个反对你的人！

罗伯特：所以你试图控制它，试图把它最小化，试图消灭它。

斯蒂芬：如果这样做有效，那很好！有时候你只要忽略它或是对它说"不"就行了。如果情况是这样，那很好，放手，继续前行。但如果问题持续出现，希望你终究能够理解：我试图消灭它，但失败了。我的替代方案是什么？替代方案我们称为"护持"。

护持

罗伯特：护持是指进入生生不息空间里，能够安全地、熟练地抱持在其中的所有事物，允许新的正向体验和现实浮现，用一个比喻来说，就像天空抱持着云朵。在抱持的环境中，蜕变就成为可能。在这里有个核心原则是：任何未经中正、护持以及整合的能量都是一个问题。问题意味着某些失去连接，被拒绝，偏离中正的能量——换句话说，就是阴影。

如果你想起那些困扰你的情绪，你或许会说你无法保持在中正状态。你不喜欢那些情绪，也不想要它们，于是它们无法与你内在的其他能量整合。它们继续保持在一种纯粹、原始的状态。所以，护持就是欢迎那些情绪，以一种包容的方式在其中保持中正状态，所以你可以抱持它们，然后当它们开始与其他能量、你的其他方面整合时，蜕变就发生了。

斯蒂芬：我们举个例子。我住在南加利福尼亚州圣迭戈附近。几年前，我带领一个固定的星期五早晨督导班。六个治疗师会到我的办公室讨论他们棘手的个案，以及如何处理这些个案。其中一个治疗师在附近的军事基地工作，离我的办公室大概 20 英里。她有一个个案，是一个 26 岁的海军陆战队女军官。小时候，这个陆战队军官与她的妹妹都遭受隔壁邻居的性侵害。每次性侵发生时，加害者都会告诉她，"如果你告诉任何人这件事，我就杀了你妹妹"。所以她没有忘记，但也不敢向任何人举报这个加害者。她害怕这个坏人真的会杀了她妹妹。

随着年纪渐长，就像许多经历过精神创伤的幸存者一样，她走上了自己的英雄之旅。她加入了海军陆战队，然后她会发展出什么样的战斗专长？她变成了小型炸弹爆破专家。

当她达到某个专家层级，她发现自己拥有可以随时取用这些小型炸弹的权限。她脑海中开始有怎样的幻想？是和平、爱和原谅吗？不，当然不是……她有种强烈的冲动，想要拿一个小型炸弹去拜访一下那个可恶的人。事实上，她并不想这样做。她并不想杀人——她也知道这点，如果她真的杀了人，她也亲手毁了自己的人生。她无法抑制自己如此强烈的念头。

所以她来到诊所寻求帮助，跟她的治疗师讲这些。（她的治疗师就是我的督导学生。）当治疗师听到这个女军官的冲动念头，治疗师变得紧张、恐惧。（斯蒂芬开始演出紧张、恐惧的样貌。）然后治疗师试图告诉这个女军官……放松下来。请你，放松下来……想象一下海滩的景色……想象任何东西都好，就是不要想那种冲动！（斯蒂芬用一种极度紧张、一点也不放松的口气对着学员们讲，大家都笑了。）

很显然地，这个治疗师在那个当下已经忘记我们以前教过的种种回到中正的练习。当然这让女军官变得更加紧张。很幸运，这个治疗师有个督导支持团体，她可以把这样的问题带来，我们一起讨论如何处理会比较好。过了一会儿，这个治疗师看起来筋疲力尽，她说，"我很抱歉。我以为我可以更好地处理这一情况，但我发现我真的无能为力，无法帮女军官。"

我说，"没问题。那你要不要邀请这个女军官到我们的督导班来？你和我可以一起做一两次协同治疗，看如何可以帮上忙。"治疗师认为这是好主意，女军官也觉得这是好主意。所以接下来的那个星期五，我在诊所的等候区见到了他们。女军官看起来是处于一种很有趣的解离催眠状态。我的意思是说，她在催眠状态里，却没有一个人类中正状态去固定、抱持或是引导催眠。她头发散乱，牙齿少了几颗，带着厚重的眼镜，脸上带着诡异的微笑。我心里想，"是的，我真的认为她有可能去执行那个冲动的念头，我很高兴她今天准时赴约。"（一点笑声。）我们进入办公室，坐下来。我通常在治疗开始前会花几分钟时间带个案做些安静的中正状态引导。我会这样说："好的，看来你今天希望在这里为自己做些很重要的事。我们何不一起花些时间，保持安静，跟自己内在最深的自我连接。"通常这会给个案机会适应，安顿下来，同时也给我机会调频到"冥想咒语"的状态，比如"某些东西试图疗愈，灵魂某个部分试图苏醒。我是否可以感受到、接收到，并帮助唤醒的出现。"

罗伯特： 就像我们说的，在毁灭冲动、负面能量、病症的背后有一个正向意图存在。

斯蒂芬： 然后我会说冥想祈祷文，就像这样，"不论在那里的是什么，我相信这肯定有意义。"不要问我这如何有道理，因为我的意识心智总是最后才发现这有意义。在护持的过程中，你接受每个片刻的体验，把它当作"合理的"，用以展开灵魂，迎向这个世界。所以当我坐在那里，很快我就感受到她想要杀人的巨大愤怒能量，也发现这是一个好的征兆，表示疗愈过程正在开始。如果你曾经被性虐待，你的家人被不停性侵犯，然后你很多年都无法处理、面对这份创伤，突然之间有个转变，疗愈的过程开始了，你觉得第一步会是什么？原谅吗？（斯蒂芬摇摇头。）很健康的第一步是了解到"我想要杀了那个浑蛋！"这很有道理，不是吗？护持的一个重要原则是产生念头不等于会有行动，而不像天主教的修女所教导的一味压抑、原谅。首先，你可以留出空间给你的念头和感觉，而不需要去执行你的念头、想法。通过"与念头、想法同在，而不用变成想法本身"，你可以把念头转化成一种正向经验，这是生生不息认知层面的关键原则。

罗伯特：所以你是护持这股能量，而不是护持这个行为。

斯蒂芬：你在努力创造一个能量场域，如果你可以做到，这股能量就可以好好被接纳与抱持。

罗伯特：所以我们是护持这股冲动能量，而不是护持一个特定行为。在NLP里我们习惯说："把行为与身份认同区分开。"我会尽我所能去挑战或是停止一个伤害人或伤害自己的行为，同时，我也会尽我所能去支持身份认同以及正向意图，以带出好的行为。

斯蒂芬：所以当我看着她，我感觉到与她有深刻的连接，我用一种温柔的挑衅口气说："我了解你想要炸死某个浑蛋……"她瞪大眼睛不可置信地看着我。然后，就像我所预期的，她转过头，把眼神再次藏起来，就像个害羞的小孩。通常当你触碰到一个人的内心深处时，大概几秒钟的时间后他们就必须断开那个连接。这很正常，完全没问题——当他们断开连接时，你不需要这样做，你可以继续保持连接。你保持在尊重、放松和连接的状态里。过会儿我问她："你觉得要炸死那个王八蛋最好的方法是什么？"（有些人笑了。）她的眼神看起来对这个议题很感兴趣，眼珠子转啊转，好像正在思考选择不同的杀人方法。当她看起来好像非常专注在某个方法上时，我说："就是这个方法了！你刚才想到什么方法？"她看着我微笑片刻，然后眼神又闪躲开。

这时候，我感觉跟她有深深的连接，然后感受到我自己有杀人冲动的幻想。（这是暗示治疗师/教练开始参与到个案的关系场域中。重点不在于迷失或是执着于那些画面，而在于开始感到好奇，好奇创造力潜意识如何表达这些愤怒的能量。）我选了一个我内心的图像，然后说："要不然拿一根爆破筒塞到浑蛋的屁眼里？"（学员们笑了。）这一次，她看着我，一直盯着我看，深刻地感受我所说的话。这是一种表达方式，她在告诉我："你说出了我心里想说的话，所以我的潜意识给你全然的关注。"

罗伯特：记住在主动中正状态练习中的重点，迎接那股混乱的能量。不要试图逃跑，也不要对抗它，而是迎接它。然后通过怀着敬意的相会，你参与其中，重新引导那股能量，以便新的模式和结果从中浮现。

斯蒂芬：当你遇见你的创伤时，给予一个祝福。为了让原始的能量带有人性，它需要一个祝福。因此我说："我不知道接下来几个星期会有多少不同画面流经你的脑海。但我知道在你身上发生过很糟糕的事。不论是什么原因阻止你，现在你都有办法开始疗愈自己。我感觉疗愈现在正在发生，我对你身体里正在开始疗愈的临在说，欢迎……欢迎……欢迎。顺带一提，当你感受到那个想要杀死可恶浑蛋的临在时，你身体的哪个地方感受最强烈？"然后她把手放在小腹上。（斯蒂芬双手交叉，用力放在小腹上。）我非常感同身受地说："是的，我也在我的小腹上有这种强烈的感觉。"

当我同频到她身体里的那个核心，感受那个频率，就好像她的力量和智慧来自那里，我接着说："我真心想对你身体里那个临在说：'你非常诚实正直。你有很多愤怒——很高兴知道这一点，那里面有着你所有的力量。我要感谢你开始将这股力量带到个人疗愈里。'"

她眼眶里布满泪水，她的身体放松下来，因为她的创伤接收到祝福，开始被好好对待、处理。我随后教她如何与自己的核心感觉同频，她开始创造一个安全的内在空间去抱持，允许疗愈自由展开。这样，她的旅程变成蜕变黑暗、愤怒的创伤和伤害，形成一种强大力量去保护人类生命，学会拒绝，学会面对社会不公不义，学会面对暴力。她跟自己小腹能量的连接成为她的心锚，她的根，以及她智慧的来源。

罗伯特：之前我们提到关于回到中正状态、护持以及整合的过程。不论是怎样的能量，不论问题如何呈现，你都回到自己的中正状态，与之相会。把它带进你的中正状态里。邀请它来喝杯茶，对你与它的连接如何帮助你们保持好奇。

我们接下来要探讨的是护持。当我遇见某个问题时，不仅要迎上去，还要带着它扎根大地，或是跟随它一起移动——我也会给予它某种祝福。阿尔贝·加缪（Albert Camus）曾说过，"直到你被看见，并被另一个人祝福，否则你不算是全然存在过。"所以护持是看见存在于那里的能量并给予祝福。通常人们对于天赋比较容易做到这一点，对于创伤则很难看见并给予祝福。然而，对于我们的英雄之旅，这是非常重要的挑战和技能——如何疗愈创伤并转化"恶魔"。护持是一种与疗愈、蜕变、唤醒之间的生生不息的关系。我们接下来就要探讨这一点。

斯蒂芬：护持的过程是一种艺术、文化以及成为一个人的核心过程。每个过程都包括把完整的人性带进原始能量里。在护持里，你看到的是我们把心灵里的种种能量赋予人性化。

罗伯特：这也是好的亲子教育的重大原则。

斯蒂芬：毫无疑问，你也知道小孩子并不是一生下来就是完整的人。教养是一个漫长的护持过程。或许人类文明最大的一个贡献是教育小孩子有礼貌地吃东西。（学员们笑了。）我女儿快要16岁了，她现在正在接受长期治疗，处理吃东西不雅观的问题。（学员们笑了。）一天三次疗程，每一天都接受治疗，一年365天，目的就是要训练她像个文明人一样吃东西。然后我们总算看到一点进展。（学员们笑了。）

不论是吃东西，还是其他事情，在成为完整的人的道路上总是有许多问题和混乱的能量。当小孩子一岁时，你可能会看到小女孩到处乱丢食物，很开心地把食物涂了满脸。你还记得那些日子吗？（有些人点头，有些人笑了。）如果你是父母，我们希望你不是大吼大叫地说："你真是一个坏小孩。你怎么就不能像其他小孩一样？如果你是个好小孩，你就该如成年人一般正常吃东西！"希望你不会这样做。相反地，你需要理解小孩："好的，这是成长的必经之路——小孩需要一点帮助才能长大、成熟。我很乐意帮助他。"

我女儿是个相当好斗的孩子——她有正向的、勇猛战士的能量。她三岁时，在后院跟一个朋友玩耍。她朋友拿走我女儿佐伊（Zoe）的玩具，而佐伊的反应就是拿起一根棒子——还好是一根塑料棒子！——从她朋友头上敲下去。（学员们笑了。）这是一个很好的教育机会，不是吗？问题是，你如何护持这件事？你如何接受这样的行为，进一步唤醒你小孩的善良和天赋？你是否会说："喔，这真是太棒了，你学会如何表达自己的情绪了！我们都需要自发性地表达我们的感觉？"（学员们笑了。）还是你走过去抓住你女儿，大力摇她并且吼叫说："在我们家里，这是不允许的行为！这很糟糕！你坏透了！"当然都不是这样。再次强调，护持的原则是感受并认出正向能量，以及行为里的正向意图，与之连接，允许新的可能性浮现。所以你首先要认识到，"这个孩子，她真的有很勇猛的灵魂！这是一个巨大的天赋。但她需要一些协助。"然后你通过连接去祝福那个灵魂，探讨她如何用一种更人道的方法来表达这份勇猛。你不是要消灭这份勇猛，而是赋予它人性化，教化它。

罗伯特：护持的关键在于感受某事物背后的正向人性价值。为了做到这点，不论是怎样的行为，你都必须抱持那股能量，去发现行为背后的意义在哪儿。它试图创造怎样的正向结果？比如，我会记得我自己与儿子的某个亲子教育片刻，当时他还很小。他对他妹妹发脾气，开始变得很有攻击性，打了他妹妹，把她推倒，妹妹就哭了。作为父母，你会怎么做？你是打你儿子，然后说："不准打你妹妹。打人是不对的！"（学员们笑了。）相反地，我决定要探讨这行为背后的正向意义。所以我问儿子："通过打你妹妹，你试图要得到什么结果？"然后，我儿子看着我就好像我是个超级大傻瓜，他说："我想要伤害她。"（学员们笑了。）

现在，这个部分是护持的重点。在这种时刻，你必须接纳那股能量，并且护持久一点。因此，与其说"好的，那你就是个坏哥哥"或是"打你妹妹就是不对"，我不如问儿子"你伤害她，你会得到什么"。儿子回答我："那我就讨回公道，我们就扯平了。"我接着说："当你讨回公道，你会得到什么？为什么你想要扯平？"我儿子说："那就是公平了。她抢了我的玩具，所以我要反击她。"

我听了就说："嗯，公平——这是很重要的品德。我希望在你的人生里都拥有这样的品德。让我们探讨一下获得公平的一些方法。你如何运用你的言语，就像运用你的拳头一样来获得公平？公平看起来像什么？公平感觉是怎么样？"

从那个框架中，我们就有可能探讨那股强而有力的能量如何带着人性的价值运作。你的主要关注点不是消灭任何事物，而是通过接纳和重新导向那股能量，促使新的可能性浮现。

斯蒂芬：这里有个基础原则：

为了转化某种事物，首先是停止试图改变它。

大多数时候当我们试图要改变自己或是他人时，我们会传递出一个信息，"你现在的状态不行。我无法接受你现在的情况。"这种弱化人类灵魂的做法，不论是有意或无意的，都会让改变更难发生。因此，我们换个方式说，"我很肯定你现在所做的，所经历的事有意义。我很肯定打你妹妹是有意义的。我真心想要支持你内心的感受。"我对于"打妹妹"这种行为的根源感到好奇，而发现了一个更深的意义——公平，我发现在每个病症或问题的背后都有一颗人性善良的珍珠。护持就是与内在善良连接并将它释放出来的一门艺术。

罗伯特：当我们可以释放这种的善良，就因此而成长。这是你如何长大成为文明人的过程。我们知道这个护持的过程可能跟许多人接受的专业培训不太一样。在NLP的训练中，当个案面临病症或是困难的情感时，你们被教导要这样思考，"喔，这是一种负面状态！我有个工具来修复它。用那个工具来解离、改变它，来消灭它。"我们在此提供一个非常不一样的做法。与其说"我们用些工具来控制自我讨厌的情绪"，我们建议不如说"这里有个方法帮助你灵魂成长。让我们成为更完整的人。"

就像阿尔伯特·爱因斯坦（Albert Einstein）所说的，你无法用创造问题的想法来解决问题。所以如果问题是冲突的某一边，你无法通过强化问题的特定一边来解决问题。如果你这样做，另一边通常会随之变强大，使冲突加剧。不论是个人内心的冲突，还是两人之间的冲突，或是文化间的冲突，国家间的冲突，都如此。使用"强力压制"作为主要工具，通常只会让冲突更加恶化，而不是问题的解决之道。

斯蒂芬：记住，我们提到过，英雄与胜利者之间存在着一个根本的区别。在面对冲突或是挑战的情况下，胜利者总是试图击败其他人，使系统的一部分凌驾于其他部分之上。而英雄的召唤，在相反的一端——切换关系动力以及关系场域，所以暴力对峙可以转变成两者/以及的互补状态。你致力于创造一个更完整的场域，而不是使场域中的某一部分拥有绝对的掌控权。

罗伯特：所以我们说，在英雄之旅上，目标不是要消灭或摧毁那些痛苦情绪或负面能量，而是通过你自身成为更完整的人来赋予能量人性化，教化它。首先，你让自己回到中正状态，打开生生不息的身体场域，然后加上生生不息的认知护持过程，在其中你可以用一种特别的方式抱持能量，允许新的正向体验和结果浮现。

如果我们成功地击败或压制住有问题的能量，它也会随之消失不见，你再也无法取用。认识到这一点很重要。如果我真的成功压制住我所有的情绪和感觉，那我就会变得麻木、空洞、没有能量。所以我们强调的是，在问题里面有着你所需的能量，这是你行走英雄之旅必备的能量。如果你的旅程非常艰难，那你就更需要获取所有你能够得到的能量。你会需要存在于恐惧之中的能量，你会需要存在于批判思考当中的能量，你会需要存在于哀伤和痛苦之中的能量，同时你也会需要快乐及喜悦的能量。汲取所有的能量资源，有利于你成就伟大的人生。因此，从这个观点来看，如果我打败了敌人，也就是打败了我自己。

练习护持

罗伯特：在下一个练习中，我们会运用护持的过程，在人生的更大愿景里，深刻了解英雄之旅。

斯蒂芬：在这个过程中，你将从一段英雄之旅的角度，理解你自己或者他人的完整人生。把光明照进灵魂深处，唤醒灵魂进入世界，去访问一个人的过去、现在、未来，更好地了解他的人生旅程，感受到生命中重要的每时每刻，这真的很有趣，也很有帮助。你可以找个伙伴一起做这个练习。这个访谈的提问如下。

> ## 练习：关于你英雄之旅的问题

1.你的生命召唤是什么？

2.你如何知道自己的召唤已经实现？（内在状态/外在状态）

3.你最早在何时听见这个召唤？还有后续的召唤吗？（"正向超越"以及"负面"事件）

4.你如何拒绝了这个召唤？拒绝之后带来怎样的结果？

5.有哪些贵人/祖先/榜样是你可以学习的，并呼应你的召唤？

6.有哪些人是负面例子、坏榜样？

7.阻挡你前进道路的恶魔是谁？（内心状态/坏习惯/成瘾/外来的障碍）

8.有哪些资源是支持/滋养/激励你前进的？

9.什么会深化你对英雄之旅的投入？

罗伯特：我们在之前的练习中强调过，要使访谈变得有意义，并不仅仅是问问题而已，同时也包括为个案创造出来的随心所欲回答问题的空间和场域。也就是说，你的临在比问问题重要得多。可能你问了这些问题，然后得到一个从头脑自我来的肤浅答案。我们试着要做到的是，创造一个空间让个案从他的灵魂深处获得答案。作为教练、治疗师、家长、经理，你的工作任务是创造并抱持一个空间，从中带出你自己和他人最好、最棒的一面。因此在访谈之前，斯蒂芬和我会一起安定沉淀下来，进入与我们自己中正状态连接的空间里。

斯蒂芬：你不需要做什么离奇古怪的事情或是搞什么晦涩难懂的东西。这部
  分留待下午再做。（学员们笑了。）你可以一开始就这样说："让我们
  在开始谈话之前花一些时间安静下来，安定下来。"（斯蒂芬和罗伯
  特两人放慢速度，开始回到中正状态的过程。）

与斯蒂芬一起做示范

罗伯特：再说一遍，我感受到的斯蒂芬和我的距离等同于我感受到的我和自
  己的距离。因此，我首先想跟我自己连接……放松……把我的注意
  力带到我的中正里……就像我们昨天练习的一样，一旦你气往下沉，
  回到中正状态，便打开一个场域把你的伙伴包含其中。记住，你能
  够给予你的伙伴的最好礼物就是高质量的关注。因此，全然地感受，
  并承诺将高质量关注带到这个访谈中。

斯蒂芬：当你是被访谈的一方时，把访谈当作一个绝佳的机会，有利于你进
  行一次深度的自我认识。放下想要取悦访谈者的念头，慢慢地接受
  他们给予你的任何支持，深深地与你自己连接。

罗伯特：就像之前我们做的，当你们两人都感觉回到中正状态并准备好时，
  给一个"秘密信号"，点个头……（在短暂片刻之后，罗伯特和斯蒂
  芬两人同时点头示意准备好了。）
  斯蒂芬，当你回顾过去、展望未来时，你觉得你灵魂最深处的生命召
  唤是什么？

斯蒂芬：（停顿片刻，沉思着。）好的，这很有趣……有些时候言语很难表达，
  因为当我在感受我的响应时，我找不到言语来形容它。但今天我
  想……或许最好的表达方式是……总是去超越生命给予我的现实限
  制。我对自己这样做，同时也对我所接触的人们这样做。我想要帮
  助人们感受到生命有无限的可能性。每个人都有能力活出最精彩的

人生，有着不一样的英雄之旅。你不必受限于任何赋予你的现实枷锁——总是有超越的可能性……我很肯定我的生命召唤是围绕在这个主题上的。

罗伯特：（缓慢温柔地说。）所以……

斯蒂芬：我真实感受到你所在的美好空间，在那里真的没有语言可以形容这个生命召唤。我也听到了你今天所说的，你可以简短地这样说：你想要帮助你自己和更多人跨越现实的限制……看见人生无限的可能性。而你的召唤就是帮助人们到达那个地方，使他们知道他们可以选择自己想要的人生。

斯蒂芬：嗯嗯……是的……非常有趣。我突然回想起……我还是小孩时的深刻体验。

罗伯特：是的。我正想要问你，当你第一次听到这个召唤时你感受到什么。

斯蒂芬：（停顿一会儿，沉浸在回忆里。）好的，事实上，有许多不同的体验与这个召唤连接……但现在我触碰到的是一种很哀伤、很困惑的感觉，小时候我可以感受到身边大多数人的抑郁、封闭、沮丧的状态。因此，我不知道，或许是因为这样，很多时候我有一种冲动，想要把人们从负面催眠里摇醒……告诉他们，"你难道不知道，你的人生不只这些抑郁和痛苦，还有更多选择。

然后我还有许许多多其他的回忆涌现……（微笑。）我想起小时候，有些最神奇、最棒的体验。比如，我现在想起了在我八九岁时，我跟我的意大利祖父有过非常深度的连接。他真的是我生命中最棒的贵人，我非常爱他。当时我们全家聚在一起庆祝复活节。我独自一人在我最喜欢的角落——那个角落可以让我放空，看着大人们都在做些什么。我回想起当时我跟祖父有心电感应一般的连接。知道他很爱我是一件多么棒的事啊！我们当时在我祖父家里，他正在收拾装开胃菜的盘子，准备拿到厨房装满。我记得当时我跟他有很深刻的情感连接，然后他开始走向走廊。就在他即将从我的视线消失的瞬间，我突然有一种惊恐的感受浮现，"我将要失去跟他的连接了！"所以在那个片刻，作为一个小孩，我跳离我的身体，进入他的身体里，然后我想着，"哇！这真是太棒了！"（学员们笑了。）

当他走进厨房，我感觉自己坐在他视线的正后方，关注着他的全然意识存在。那是一种很神奇，不可思议的经验！当他在切蔬菜的时候，我突然有一种惊人的觉察，"他在那个片刻并没有注意到我。在那个片刻，我在他的现实里并不存在。"那真的令我震惊。但也就是因为震惊，打开了一个神奇的空间……许多各样的体验在一瞬间涌进我的心智里。我看到自己及家人站在他家楼梯下面，就像我们正在跟他道别。我知道我们或许还要再等几个月才会再见到他，然后我发现自己看到他可能在这些未来岁月里会经历的许多事情……而他大多数的生活里并没有我！这是一种很美妙的体验，感觉到在我自身之外有成千上万的现实。然后我看见自己鸟瞰他在旧金山的邻居，在那里每个房子里都有许多我不认识的，也可能一辈子不会有交集的人，但他们每个人都生活在自己体验的现实中，时间就这么一分一秒地流逝。这真是一种无法言喻的美好体验，感受到在这个世界上数不尽的、无限扩展的现实，我可以花一辈子的时间好好探索这一切，但也未必能触及毛皮。我回想起在那个时刻，我告诉自己，我会花一辈子的时间去探索这一切惊奇的人、事、物！

罗伯特：（停顿一会儿，把斯蒂芬说的吸入体内，然后温柔地响应。）我被你深深地触动了……我可以感受到那个八九岁的小男孩，真实地与他连接。我真的可以感受到心灵被唤醒……一种很强烈的唤醒。我可以感受到对你而言，那是一个重要的时刻。

斯蒂芬：是的……

罗伯特：那你还记得随之而来的其他召唤吗？不论是我们称为正向卓越的体

验……还是强烈的挣扎，这些体验让你踏上英雄之旅帮助别人超越他们自己的框架，认识到他们的人生有无限可能性。

斯蒂芬：我的确可以回想起许多深刻与正向的体验，这些体验帮助我打开了一个全新的意识境界。

罗伯特：嗯嗯……

斯蒂芬：但是，很有趣的是，在早期的岁月里，当我需要进入喜悦、快乐的境地，我都需要解离我自己，这样我才能切断对于发生在我身上以及我周遭的那些惨痛体验的回忆。解离的策略——当然，它有很多正向意义，但是它也有很多负面意义。如同我们会用自己的天赋来隐藏我们的创伤，我感觉我运用了"正向超越"的经验来帮助自己逃避那些痛苦的情绪和创伤。

罗伯特：嗯嗯……这听起来，除了帮助你自己和别人体验到无限的可能性，在你的旅程上有一部分是……与你的创伤同在，与你内在的许多体验同在——某种程度上与痛苦的情绪连接。

斯蒂芬：是的，我感觉看见许多神奇现实的天赋能力本来就存在——我想不管我过去的人生如何，那种能力都存在。每个人都有一种与生俱来的珍宝，而我想这就是我的珍宝……但你们都知道，一束光可以被用来当作面具遮盖丑陋，或是被用来遮盖眼睛不去看内在的黑暗……我生长在充满暴力和酗酒的家庭里，有许多事情是我无法面对与处理的。所以回顾过去，这就好像我滥用了自己的天赋。我感激这种天赋在过去对我有帮助，但我也感受到这种能力现在对我没有任何帮助。我们现在谈论这些时，我发现我的道路随着时间而改变，这真的很有趣。

罗伯特：听着你说这些，一个问题浮现在我的脑海中，你在人生的哪个片刻拒绝了你的生命召唤？而拒绝带来的后果是什么？

斯蒂芬：（停顿一会儿。）我想至少有两种主要情形使我在自己的道路上走偏、

迷失。其一是每当我追求名和利甚于发挥我的天赋时——这真的让
我陷入过困境。

罗伯特：嗯嗯……

斯蒂芬：其二是跟随爱尔兰天主教徒，掉进性、毒品和摇滚乐中。（罗伯特笑
了。）但说正经的，我有时候会迷失在这些癖好里，无法感受到自己
的天赋和召唤。所以这两种情形使我真正意识到我需要特别注意的
东西，要很小心，避免掉进圈套里……一部分原因是我知道在过去，
这些经验带给我和我所爱的人多少痛苦和煎熬。同时我也知道，从
过去的经历中，真实地活出我的召唤和踏上英雄之旅，带给我多少
快乐和满足……同时，你们也都知道，我经历了一场很痛苦的离婚，
我感觉这件事有很大一部分原因是我偏离了我的核心，没有活出我
的召唤。我感觉现在的日子好多了，真的很长时间没有这种感觉了。

罗伯特：嗯嗯，我可以看到这一点。

斯蒂芬：能够感受到我的生命召唤，在活出召唤的过程中体验快乐和满足是
一件很棒的事。

罗伯特：嗯嗯。所以你感受到今天突破自己成长的可能性在哪里？或是另一
个问法，阻碍你前进的恶魔是什么？

斯蒂芬：（停顿一会儿。）其中一个恶魔……当你问我这个问题时，我就想
到离婚时我对前妻的那种怨恨，然后感觉我需要疗愈那些怨恨和痛
苦……我会说另一个恶魔是一种内在的、不成熟的恐惧——有时候
我会想这辈子没有人会爱我。然后我会被这些恐惧占据，不论是什
么原因，这一点使我想要更认真地工作。

罗伯特：我脑子里出现了另一个问题，谁是你的榜样——你的祖先、你的贵
人，有谁来帮助你回应你的召唤？此时此刻，我想着这些人中是否
有谁可以成为一种资源，帮助你疗愈你刚才提到的怨恨和恐惧？

斯蒂芬：（停顿一会儿。）年轻时，我觉得我有很多很棒的贵人，尤其是在我

20 岁出头时，我遇到了许多伟大的老师：艾瑞克森、贝特森、萨提亚、约翰·莉莉、葛瑞德、班德勒，斯坦福大学的教授们……不胜枚举。我最近发现自己不能像以前所做的一样，与正向贵人有很好的连接。

罗伯特： 嗯嗯……

斯蒂芬： 但我对于藏传佛教很感兴趣。其中一些人对于疗愈内在的怨恨和痛苦真的是很好的老师与榜样。不论是在生活上还是专业上，这些对我都很有帮助。但我现在真的感觉到，一部分是从我们一起做的工作中感觉到的，在我现在的生活里需要找到一些好的贵人。

罗伯特： 嗯嗯……这真的很触动我，触动了我的内心。我可以完全感受到与你的连接，我们彼此之间的深刻连接。这带来了两个主要问题。第一个问题，有哪些资源支持你、滋养你，并且在你的道路上激励你？第二个问题，有什么东西可以深化你对自己英雄之旅的承诺？

斯蒂芬： 事实上我很认真地思考过这些问题。我越来越强烈地感受到，答案与照顾自己的核心过程有关，尤其是当我在工作如此忙碌时，如何照顾我自己。因此，我真正觉察到并且努力记住阅读对我来说是打开我的想象力的最棒资源之一。阅读让我再次感受到神奇的感觉，一种进入超越我自己的更大场域，并且对于打开的更大场域感到好奇的感觉。

还有我每日的冥想和瑜伽练习。这些都很重要。（停顿并且微笑。）就像你们知道的，我的爱人格蕾丝，她的存在也是我的重要资源，把我带回中正状态。（罗伯特和斯蒂芬笑了。）很不幸地，她现在住在中国，我住在美国。但这是一种至关重要的感情关系，我们每天都有联络。还好有通话软件 Skype！（罗伯特笑了。）

罗伯特： 我也可以感受到那个部分真的拓展了你的现实境界！这就带出了我最后一个问题——关于未来的问题。你如何知道你的生命召唤已经实现？当你看向未来时，你怎么知道自己持续走在正确的道路上？是什么正在召唤你？

斯蒂芬：好的，我的内在感受到一个响应——我感觉到这颗洋溢着幸福的心。

罗伯特：是的，洋溢着幸福的心……

斯蒂芬：然后我看到一个画面，我的双手打开，就像这样（呈现双手打开的姿势），浑身洋溢着一种自由自在的绝妙感受。

罗伯特：（带着一颗温柔的心这样说）我真的看见……我也尊重你那颗博大的、开放的心。

斯蒂芬：谢谢你，罗伯特。能够接收到你的爱和支持真的是一件很棒的事……（罗伯特和斯蒂芬拥抱，掌声响起。）

护持的技巧

罗伯特：我们在这里探索——你如何与一个人展开神圣的对话？你如何邀请他人于内心最深处讲述他们的梦想、他们的真相、他们的召唤、他们的人生旅途？我知道，当我给一个大公司的老板提供教练服务时，这正是我在寻找的高品质的谈话。当我跟一个深陷健康问题的人谈话时，也会有同样的高品质的谈话。我想，你可以感受到，你对谈话的全然投入，可以打开一个美好的场域空间，欢迎和支持最深刻的个人真相。

我觉得，谈话的双方都会感受到那股强大的力量。我作为一个发问者，感受到斯蒂芬刚才分享的东西就像一波接一波的能量深刻触动着我。不仅仅是斯蒂芬分享的话语，还有他发自内心深处的诉说，以及那些话语带出的能量，都深深感动着我。

斯蒂芬：对我来说，这真是太棒了，罗伯特全然地支持我。虽然这可能看不出来，但有一半的时间我完全忘记了他的存在——因为他的提问以及提问方式，允许我沉浸在内心深处一个非常有趣的地方。当我张开眼睛时，又非常高兴看到他散发光芒的微笑眼神，感受到他对于我的旅程全然替我感到开心，为我欢欣鼓舞。

罗伯特： 在斯蒂芬的著作《爱的勇气》（*The Courage to Love*）里，他提到一系列护持的技巧。第一个是内心真诚一致，与自己连接。第二个是与伙伴连接。作为一个聆听者，我注意到有些时候我必须小心，不迷失在斯蒂芬的谈话里面，使我听到斯蒂芬的种种故事时，可以继续保持我的临在和当下。因此，我必须持续保持与自己的连接，也保持与斯蒂芬的连接。

第三个和第四个护持技巧是彼此互补的技巧——分别是保持好奇心，保持接纳性。好奇心是我对于某事物的表达，对于某事物的兴趣。但是这份好奇心必须要与斯蒂芬给予我的某事物有所平衡，所以接纳性很重要——他想传达给我的是什么，以及他准备好要传达的又是什么。因为，如果你只有好奇心，你只是试着满足你自己而已。如果你只有接纳性，你无法保持活在当下去创造一个空间，允许探索持续发生。因此，当你是聆听者或是教练的角色时，记得要把这四个强大技巧牢记在身体里：你跟自己的连接，你跟伙伴的连接，你内在的好奇心和着迷陶醉，你的接纳态度。这样就可以在练习过程中去感受对方真心的需求，以及想要分享或表达的故事。

斯蒂芬： 所以现在找个伙伴，开始做这个练习。记得，你对伙伴的基本要求是："告诉我你的英雄之旅……你的过去、你的现在、你的未来。告诉我你的恶魔、你的守护者、你的资源。告诉我你生命最深刻的呈现展开。"你不见得会用到我们刚才示范时的所有提问，这些只是让你参考或建议你使用的提问。

罗伯特： 你也不需要照着列表上的顺序来做练习。你可以根据所感受到的谈话的展开状态决定增减或修正这些提问。

斯蒂芬：如果你是采访者，把对方所分享的一切呼吸进来，它们流经你的身体。带着一颗安静的心同频："用你英雄之旅中精彩的催眠状态充盈我的内心。我想在每个层面上成为那个观察者／参与者。"

罗伯特：当我聆听斯蒂芬说话时，有些时刻我只是（吸一口气）把他的美好故事呼吸进我的身体。当我这样做时，我感受到与独特的生命力连接，与斯蒂芬的能量以及他的英雄之旅深刻连接。这是护持很重要的一部分——感受并镜像反射正在绽放的最深刻与美好的灵魂。就像是玛莎·格雷厄姆所说——寻找你伙伴身上的独特生命力并与之连接。

斯蒂芬：我的个案正在一个令人惊奇的旅途中。

罗伯特：这个人正在开创某种不同凡响的东西。那是什么？在此，某些至关重要的转变正在发生。

斯蒂芬：所以现在找个伙伴，一起去探索前人未曾涉足的新天地。

与抗阻以及拒绝一起工作

斯蒂芬：这个练习是用来看见并感受一个人最大潜力的好方法。看见他们所有的体验——无论是正面的体验还是负面的体验——如何成为他们的英雄之旅深刻展开的一部分。你没有忽略生命里的痛苦和艰难，而是把它们放在一个更大的情境里抱持它们。一个人的问题不管有多大，他的自我空间场域总是比问题要大很多。你可以从每一种重要的经历中感受到这一点，灵魂试着要苏醒、要疗愈、要成长。

罗伯特：一旦你在英雄之旅中有这样的感受，就有可能调整好自己的状态，可以把这样的体验用于面对旅程中所有的艰难。我们接下来要做的是探索英雄之旅的门槛以及拒绝召唤。我们经常在英雄之旅上遭遇抗阻，往往是因为我们知道我们要面对并处理旅途上的恶魔和阴影。

而更糟糕的消息是，旅途上不只有一个恶魔，还会有很多个恶魔。

斯蒂芬：（装出很痛苦的表情和吃惊的样貌。）喔，那真是太棒了！（学员们笑了。）首先，你诱惑我踏上英雄之旅，然后现在你才告诉我，我会被很多恶魔缠身？（更多笑声。）

罗伯特：（把手放在斯蒂芬肩膀上。）好消息是，这完全没问题。（学员们笑了。）我们可以看到，正如斯蒂芬很顽皮地表演一样，当恶魔的话题被提出时，有很多即时的抗阻、犹豫再三，以及对英雄之旅的怀疑。昨天，在我和卡门做的积极回到中正状态的练习中，我们是在处理来自外在的"恶魔"或是负面能量。现在，我们要把由内而外的内在心魔也包括其中。所以我们要做的下一个练习，也是我开发的，称为"开启英雄之旅"。也可以说是英雄之旅的下一步。以下就是下一个练习的摘要。

＞ 练习:**开启英雄之旅**

如果你完成了对自己英雄之旅的反思，接下来就是通过与你的伙伴搭档，按下面的流程做练习，开启你的旅程。你们其中一个人当"个案"，另一个人当"教练"。这个过程我们运用一个有形的时间线，以及"好像（as if）"这个词的框架来帮助你认出并转化任何障碍和抗阻——你在启程英雄之旅以及跨越门槛时可能遇到的。

1.在地板上创造一个假想的时间线。把"召唤"以及"恶魔"放在地板上的某个未来时间位置上。（见图2.1）

2.让个案/英雄站在现在的位置，然后感受一下他/她必须跨越的门槛，跨越了才能成功面对他/她的恶魔和达成他/她的生命召唤。询问个案，"是什么阻挡了你前进？抗阻在哪里？"

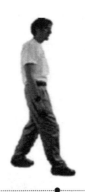

过去   现在   未来

图 2.1　可以借用一条有形的时间线，用来唤起过去，预测未来

3.协助你的个案/英雄，把他们的抗阻具体化——与个案互动，创造一种用身体模拟的状况来表达真实感受到的抗阻（比如挡住个案，或把个案往回推，把个案往下拉，推个案偏离他的时间线）。试着角色扮演几种不同的可能性，直到你找到个案直觉感受最适当的一种抗阻呈现方式。(见图2.2)

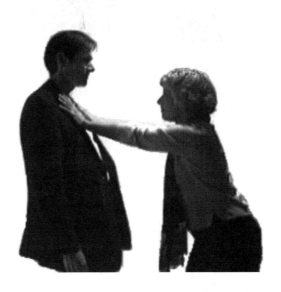

图 2.2　教练帮助个案用身体表达他/她跨越门槛时的抗阻，
　　　　　通过角色扮演，用身体模拟抗阻

4.教练和个案互换位置，这样个案就可以进入他/她自己的抗阻角色里。从这个角度，个案思考几个问题：抗阻的正向意图是什么？有哪些资源可以帮助我用一种新的、更恰当的方式满足正向意图？我该如何改变抗阻的实际样貌，让抗阻变成我的守护者，同时支持正向意图的发展，而不是一种限制？（见图2.3）

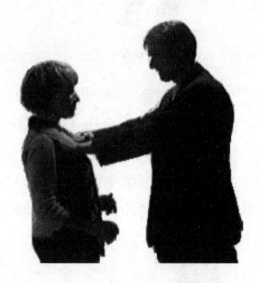

图 2.3　教练和个案交换位置，让个案站在他们自身抗阻的
角色里，同时反思抗阻的正向意图

5.个案离开时间线"现在"的位置，向着"未来"的方向前进，好像他/她已经克服那些障碍，跨过门槛，到达"未来"的一个代表着生命召唤实现的位置。个案站在此位置，然后感受成功、梦想实现、全然在中正状态的感觉。

6.在生命召唤实现的位置，个案回头看看"现在"的位置，在"现在"位置上他/她还困在门槛这一关卡上。在"未来"的位置，个案成为自己的守护者和自我支持者，提供资源和信息给那个被困住的自己。

7.个案回到出发的位置，把信息和资源从"未来"带回"现在"的位置，然后转化资源和信息。个案反思这些资源如何更进一步帮助转化先前的抗阻，成为守护者。

8.带着这些资源，个案再一次踏上时间线，走向"未来"那个生命召唤所在的位置。

罗伯特：这个练习的关键部分是一个我们称为"自我护持"的过程，在此你成为自己的教练，你自己的守护者，你自己热情洋溢、创新求变的领袖。当你积极地回到中正状态，我们同时也会带入身体心智。因为就像斯蒂芬早先所说的，你的小我心智意识不足以应付英雄之旅。我们同时也会将你的旅程具体化，用有形的时间线来呈现英雄之旅。个案会走到时间线的某个地方，遇见他们的抗阻和怀疑，不知道自己是否能够继续前行；在那个门槛上你会感觉有东西把你往后拉，阻止你前进。并不是什么外在的人、事、物阻挡你，更多的是你自己内在的某种东西阻挡你。我们需要强调，这些自我怀疑和抗阻力量是每个旅程中不可或缺的部分。每个英雄都曾自我怀疑一番。耶稣曾经自我怀疑过。"这真的是我想要做的吗？神啊，你真的希望我这样做吗？"因此我们要感激这些自我怀疑的存在价值，然后看看它们如何对这趟旅程有所贡献。

斯蒂芬：约瑟夫·坎贝尔在他的英雄之旅地图中，将其称为"拒绝召唤"。踏上蜕变的道路，每个人一定都会遇到重大的阻碍，不论是内在的还是外在的。你应该去到那些强大抗阻力量出现的地方，你应该去到那些充满自我怀疑的地方。遇见它们表明你离某个门槛很近了，你只要再踏出一步就能跨越那个门槛，到达一个自己从未到达的地方。因此我们很期待！但同时，你也要训练自己在旅程上有技巧地与那些无可避免地抗阻一起工作。

罗伯特：这些自我怀疑通常不合逻辑或者不能用语言表达。它们可能在身体上以一种僵硬、紧缩或是恐惧的方式呈现。通常这些怀疑都不是清晰、逻辑合理的思考。它们可能像是一种身体直觉浮现，会阻止你或是把你打回原形。因此我们需要跟身体的抗阻以及心理的抗阻一起工作。

与文森一起做示范

罗伯特：现在我想找个志愿者，有谁愿意探索一下如何转化抗阻吗？（有几个人举手，罗伯特选了一个男子。）你叫什么名字？

男　子：文森。

罗伯特：文森，我想邀请你讲讲你的英雄之旅，你的生命召唤。

文　森：在上一个练习中我发现，我的英雄之旅是从十一二岁时开始的。我参加了童子军。我记得学习了童子军的创建人巴登·鲍威尔（Baden Powell）的誓言——我们离开人世时要使这个世界比我们刚出生时更美好。这个誓言真的打动了我心，因为我小时候见到了太多的不公不义。

罗伯特：很好。所以你的生命召唤是让这个世界成为更好的地方，比你出生时更美好？并且提倡公平正义，转化那些不公不义？

文　森：最重要的是，做一个好榜样，让其他人知道如何活出生命的意义。

罗伯特：就像甘地说过的，成为你想要在这世界看见的那个改变……很好……文森，我很好奇，你有没有象征你自己的符号，某种代表生命召唤的东西？

文　森：很多。

罗伯特：我想要你选择一个最能触动你心的象征。（文森眼睛向上看，然后看向远方，寻找一个象征。）不要看向远方，而要看进你的身体里，去感受，让那个画面来自你内在深处的智慧与能力。（文森闭上眼，开始想象。）这就对了。感受你身体里的那个画面。你的象征是什么？

文　森：（张开眼睛。）我可以画出来吗？

斯蒂芬：当然。

（文森画了一个象征和平的符号在白板上。）

罗伯特：就像一个和平使者。你想要如何命名这个象征？

文　森：正义。

罗伯特：正义。很好。正义是你的生命召唤。有没有什么特殊情境、特定背
　　　　景需要你响应你的生命召唤？

文　森：我想最重要的是每一天的日常生活情况。

罗伯特：是的……

文　森：在每一天的关系里。

罗伯特：所以，你这部分的生命召唤将和平、正义带入每一天的关系里。

文　森：是的，通过小行动。

罗伯特：通过小行动。你要做个榜样，做个好榜样。

文　森：是的，没错。

罗伯特：很好。（转头对学员们说）所以我们一开始要认出这个生命召唤以及
　　　　相关的情境。接着，我们要找出生命召唤的抗阻。恶魔或门槛是什
　　　　么？要做到这一点，我们将不会让自我的理智去谈论它。相反地，
　　　　我们要创造一条时间线。

　　　　（对文森说）文森，我很好奇，当你思考你的过去和未来，你的未来
　　　　会是这个方向（指向左边）或是那个方向（指向右边）？

文　森：那一边。（指向右边。）

罗伯特：你的未来在你的右边，而你的过去在你的左边。

　　　　（文森点点头。）

　　　　接下来我想让你站在当下的位置，看向你的未来。（文森按照指示
　　　　站定。）

（对学员们说）现在作为一个教练，一个守护者，我想帮助文森将自己带入英雄之旅的体验中。（对文森说）所以，在你面前的是你的生命召唤……生命召唤的象征是那个和平的符号（指着白板上的符号）。你的召唤是把和平和正义带到这个世界，并体现在每日生活的细节上。

在你身后是你的过去，包括你小时候体验到的不公不义。它们是让你踏上英雄之旅的部分原因。我们也知道，在你前方的道路上或许会有许多挑战——恶魔和门槛。所以为了全然活出你的生命召唤，你有时候会面临一些挑战，这些体验可能包括痛苦、陌生、不确定性。就算我知道并且可以看见你深深地被这个愿景召唤，前方的路途可能仍然有怀疑和抗阻。（文森点头。）我看到你认同了这一点。所以我很好奇，你如何感受到这些怀疑和抗阻？你在身体里感受到了什么？

（文森停顿片刻，看起来很入神。）

你可以跟我们分享一下那些抗阻吗？你在身体的哪个部位感受到，是什么样的感受？

文　森：在这里。（指向肩膀。）

罗伯特：这里？（罗伯特触碰文森的肩膀。）好的，我想邀请斯蒂芬加入我们，他的角色是扮演文森的抗阻。文森，你要教导斯蒂芬如何成为你的抗阻。比如，他应该如何按压你的肩膀？（斯蒂芬按压文森的肩膀。）或是他应该把你的肩膀向后拉？（斯蒂芬把文森的肩膀向后拉。）当他在你身上用不同的抗阻方式时，感受一下这与你身体里感受到的是一样还是不同。你可以说，"不是，不是这样……比较像是这样……是的，就是这样！"你的身体现在要教导你自己和斯蒂芬，你是如何感受那个抗阻的。因此，为了帮助你在英雄之旅中前进，斯蒂芬会变成你的恶魔。别担心，斯蒂芬很擅长做恶魔！（学员们笑了。）

斯蒂芬：我曾经当了罗伯特的个人专属恶魔很多年。（学员们笑了。）但是认真地说，文森你希望我在你前面还是你后面？

文　森：（停顿一会儿。）在我身后。

斯蒂芬：（站到文森身后。）我像这样向下压吗？（斯蒂芬开始在文森肩膀尝试不同的按压方式。）还是像这样？

文　森：是的，就像这样！你的拇指用力下压！（学员们笑了。）

罗伯特：做这个有点搞笑，但我们很高兴知道，你的身体确实知道它感受到了什么。

（对学员们说）所以这是第一步。教会你的伙伴如何在你身上创造抗阻，这样你的抗阻和你本身就可以区别开来。

（对文森说）现在我想让你感受另一件事——作为恶魔斯蒂芬会怎样说话。或许他会说："停止！"或是："不！"或是："我不准你这样做！"这个恶魔会给你什么信息？

文　森：很多。

罗伯特：很好。恶魔会说什么？

文　森：你是无能的。

罗伯特：很好。某件跟无能有关的事，用确切的语言表达会是什么？

文　森："你无法独立完成这件事！"

罗伯特：很好，这个信息是："你无法独立完成这件事！"现在我请斯蒂芬扮演恶魔，让他把手放在你的肩膀向下按压的同时说出这句话。

斯蒂芬：（在文森的肩膀上按压。）你无法独立完成这件事！你做不到……无法……靠你自己……你无法独立完成这件事！

罗伯特：好的，我们停顿一下。文森，这种感觉正确吗？这会是你在自己身上感受到的吗？

文　森：是的。在我身上，我感觉自己极度抗拒。

斯蒂芬：这是我们每个人在面对恶魔时通常会出现的反应。我们忘记了自己
　　　　更深层的正向意图是什么——在文森的示范里，这句话是，"我真的
　　　　想把和平和正义带到这个世界"——我们迷失自己，把自己交给负
　　　　面能量。我们失去更深层的愿景，所有事物都变成："我能够消灭这
　　　　个部分的我吗？还是它会消灭我？"

罗伯特：那个想要阻止你的临在，就是我所说的"内在恐怖分子"。在斯蒂芬
　　　　的自我关系模式里，他称之为"被异形附身"。

斯蒂芬：这意味着那个临在把你和你的中正分离了。

罗伯特：现在我们进行下一步。文森，我接着要邀请你做的是，与斯蒂芬交
　　　　换位置，你将成为你自己的抗阻。所以现在可以换你"虐待"他了。
　　　　（有些人笑了。）

斯蒂芬：确保你全然进入这个角色，成为抗阻，你开始从它的位置去体验、
　　　　去理解。

罗伯特：好的，现在斯蒂芬就是你本人，你会把他按压下去，并且用一种苛
　　　　刻、严厉的口气说："不可能！你做不到！"真实地感受并且成为抗
　　　　阻能量。

文　森：（站到斯蒂芬身后，把双手按压在斯蒂芬肩膀上，向下压。）你无法
　　　　独立完成！你无法靠自己独立完成！你真的做不到！
　　　　（斯蒂芬呈现不舒服的状态。）
　　　　（对斯蒂芬说）你还好吗？

斯蒂芬：是的，我只是很感兴趣，想要体会在这个位置上的感受是什么。我
　　　　没问题，你做得很好。

罗伯特：好的，文森，我想请你继续这样做，但这一次，用一种较缓慢、比
　　　　较归于中正的方式进行。我们想看看通过回到中正的临在方式，将
　　　　其加在抗阻模式上，那个恶魔的正向意图是什么。记得我们提过的
　　　　公式："病症＋中正＝资源。"这个公式也适用于恶魔身上。当你能够

成为自身的抗阻，并且切换到一种中正状态，它表现出来的样子将会更加正向且有帮助。

好的，文森。你明白了吗？准备好了吗？

文　森：是的……（文森变得更加中正、更温和，然后他再次与斯蒂芬连接。）你无法单独完成！你无法单独完成……（斯蒂芬深深地叹息，放松下来。）……你无法单独做到。

罗伯特：很好，让我们暂停一下。文森，当你对那个"文森"这样做时，你感觉恶魔的正向意图是什么？

文　森：（看起来很感动。）想要连接。

罗伯特：连接。这很有趣——尽管这个抗阻看起来很负面，它居然试着要产生连接。

斯蒂芬：这真的很有趣。这也是我刚才感受到的。我感觉就像是近来得到的最棒的肩膀按摩。（有些人笑了。）然后你听到我深深地叹息……

文　森：是的，这非常有趣。

罗伯特：记得我们曾经说过，偏离中正的能量就是问题，中正的能量就会成为资源和解决方案。因此我们还要多做一步骤。斯蒂芬继续留在这里，作为文森在时间线上居于"现在"时间点的代表。然后我邀请文森站到时间线上"未来"的位置。（罗伯特把文森带到他的"未来"位置上。）文森，你现在站在"未来"的位置上，我想邀请你再次与你的生命召唤连接。（文森点点头，并微笑。）然后留意那个代表你的、依然站在代表"现在"的位置上的斯蒂芬。在你所在的"未来"位置上，让你自己成为和平的象征。（文森深吸一口气。）没错，就是这样。就像我们之前所做的练习一样，让你自己深吸一口气，完全变成生命召唤本身。（文森深深地沉浸在过程中。）所以，在你"未来"的位置上，你已经全然活出你的生命召唤。

文　森：（微笑。）这感觉真是太棒了……

罗伯特： 我感觉到这深深地触动了你。你愿意深度开发自己的内心，这真是太棒了。当你这样做时，我将邀请你成为自己的贵人。然后沿着时间线往回看，看见你自己在那个"现在"的位置上，以及我们刚才探索的抗阻，你想要带给自己及那个抗阻什么信息？你想要带给自己什么样的资源？

文　森： 关于资源，我想带给自己的是灵活的能量和放松。我需要好好放松。

罗伯特： 嗯嗯……所以你需要给自己灵活的能量和很多的放松。知道这一点很好。然后你会给那个试着连接的抗阻什么信息？

文　森： 嗯嗯……感激它为我所做的一切……有一种感觉是没有它我也可以继续我的人生。

罗伯特： 没有它？或是你可以转化它成为其他的东西？因为它的正向意图是让你保持连接。

文　森： （眼眶泛着泪水。）是的……是的……是的。

罗伯特： 是的，这非常重要。

文　森： （看起来很感动，但有点困惑。）你是说，我可以与它共存？

罗伯特： 是的，我觉得是这样，没错。因为如果你试着去除它，你也会失去正向意图，失去连接的力量。

文　森： （一种如释重负的感觉，深呼吸一口气。）是的。

斯蒂芬： 在这里，你可以在文森身上看到，当一个人突然了解到"我一直认为是问题的东西，原来是一种重要资源"时，一种蜕变性的改变就发生了。

罗伯特： 恶魔变成了守护者。抗阻变成了连接的守护者。但要做到这一点，它需要用另一种方式来表达自己。而这是你可以从未来的自己带回来的。（对文森说）你刚才说到，一部分资源是放松，是否还有另一部分资源是你可以带给那个抗阻，帮助它成为你连接的守护者的？

文　森：我最近开始练合气道。然后我会继续练习……

罗伯特：你从合气道中学到的最棒的资源是什么?

文　森：将负面能量转化为正面能量。

罗伯特：很好，非常好。我想邀请你从未来空间里——在那里你是自己的贵人，也感受到生命召唤的实现——看看你是否能把信息带回到现在的抗阻里，同时对你如何给抗阻更多资源保持好奇。看看你是否可以将负面能量转化为守护者。确保即使抗阻转化成为守护者，依然保有它关于连接的正向意图。好吗?

文　森：好的。

罗伯特：好的，那就开始，让自己保持在中正状态，真实感受抗阻的正向意图，以及灵活的能量和放松带来的资源。将这些资源穿越时间线带回到抗阻的表达里。（罗伯特和文森走回时间线上斯蒂芬所在的位置，那个位置代表的是文森的现在。）

然后当那些正向能量和正向意图被抗阻消化吸收，你可以注意到这部分开始有些变化。（文森走回到抗阻所在的位置。）

从那个转化的地方，向前与斯蒂芬再次连接，他代表的是你的现在。注意到你会如何用不一样的方式再次与自己连接。你会用哪一种能量触碰他?

（文森温柔地把他的手放在斯蒂芬的肩膀上。他们两人用一种深刻的肢体语言亲密连接。）当你感受到新的连接就像守护者，你心中浮现什么话语?你还是会说"你无法独立完成"吗?或是有另一个不一样的句子浮现?

文　森：（全神贯注与斯蒂芬连接。）你可以放松。我现在与你同在。

罗伯特：是的，现在没问题了。你有连接。

文　森：有耐心。有耐心很好。

罗伯特：太棒了。这真的很美妙，文森。

文　森：是的，没错。

罗伯特：现在我们要再次切换，斯蒂芬要扮演新的角色——守护者，你回到你一开始的所站的"现在"的位置，让自己接受和接纳从斯蒂芬传来的护持，他之前是抗阻，现在转化为守护者。

斯蒂芬：（将手温柔地放在文森肩膀上，两人都全神贯注。）文森，这很好……你现在可以放松了……你不需要独立完成这件事。我现在与你同在……我会在这里支持你前进的每一步。

罗伯特：（带着温柔的声音。）你可以成为有耐心的人，文森。

斯蒂芬：你可以保持冷静，文森。你很有耐心。

（文森做了深呼吸，整合守护者的话语信息。）

罗伯特：现在，文森，我想让你站到时间线的起点。（斯蒂芬和文森很缓慢地走回时间线的起点。）我请你很缓慢地、很觉知地走完你的整条时间线，把资源和连接带给你英雄之旅中的每个时点。斯蒂芬会陪伴着你走过每一步，他扮演你的守护者，帮助你在每个时点上与放松以及自我照顾连接。你可能会在某些时点上暂时停住，在那些点上你感受到你真的可以通过整合资源帮助自己，而这些资源是你从你的未来带入你人生过往所有的经历中的。

（文森和斯蒂芬开始一起走，斯蒂芬的手温柔地放在文森的肩膀上。他们花了几分钟时间走完时间线的全部旅程，旅程中文森数次在某些位置暂停，整合资源带进他过往生命的那些事件里。）

（罗伯特对学员们说）当他在旅程中前进时，文森跟他的资源以及生命召唤有更深刻的连接。

希望这个示范可以帮助你们了解如何将恶魔转化为守护者，将抗阻转化为资源。你们会发现，在恶魔或是抗阻里有某些很重要的东西，这些东西是完整个人不可或缺的，它只是需要回到中正状态，需要被支持、被整合。文森如果与自己的那个部分解离的话，那就太糟糕了。当他在旅程中继续前进时，他真的需要那个部分——再也不是恶魔，而是通过中正状态和护持转化成守护者。这是英雄之旅中的一个重大挑战。

（斯蒂芬和文森走完了整条时间线。）

文　森：这真是太美好了！（用力点点头。）

罗伯特：在结束这个练习之前，文森，我很好奇，你在这个练习中学到的最重要的是什么？在整个学习过程中你印象最深刻的是什么？

（文森专注沉思，不发一言，继续整合中。）

你有什么话想说吗？

（文森做了次深呼吸，笑容灿烂。）

啊，是的，呼吸是一件重要的事。谢谢你与我分享这一点。我喜欢这一点。

斯蒂芬：还有其他的吗？

文　森：我想我有种非常深刻的体验……无法用言语来表达，这是一种超越言语的深刻体验。

罗伯特：（对学员们说）现在文森身上有一种不可思议的独特能量。在这个过程的早期，生命召唤的能量和抗阻的能量之间差异非常大。现在它们进行了美好的整合。抗阻已经从负面的能量变成正向的贵人。

谢谢你，文森，感谢你与我们分享你英雄之旅中的重要部分。对于创造一个拥有更多归属感的世界这一生命召唤，我们需要你的帮助。

（文森、罗伯特和斯蒂芬互相拥抱。当文森走下台时，学员们报以热烈的掌声。当他回到自己的椅子上时，有些朋友兴奋雀跃，热情地拥抱他。笑声和热烈的掌声充满了整个房间。）

结论：通过自我护持来转化内在抗阻

斯蒂芬：你们都可以看到，几乎是立刻实现梦想——文森很快就发现了有更多的守护者在他的英雄之旅中。（学员们笑了。）在这个练习中，生生不息的认知自我的重要原则是，相反的两极永远是更深层统合的一部分。但是当你初次遇见他们时，他们或许在一种对抗的关系里。通常我们的反应是把其中一个当作是"好的"，另一个当作是"坏的"，然后你会选一边站，你想着，"很好，这边是好的一面——他只是想要继续他的英雄之旅——另一边是坏的，很糟糕，很不好！"然后当你把这两部分死锁在一个暴力的对立面时，你立刻就失去了生生不息大我的可能性，因为暴力永远不可能是一种生生不息的解决方案。它只会带来摧毁，而不是创造。

罗伯特：事实上，当我们把自我切割成对立的两边，我们的意识就会退化、堕落。你可以看到有多少能量浪费在自己与自己的对抗中。在对抗自己的"内在敌人"的过程中，你的英雄之旅所需的生命能量就会枯竭。

斯蒂芬：如果你给自己贴上一个"坏自我"标签，你会感觉全然不被认可。这种感受是，"我很坏，我不应该在这里。"于是你就会做出与"坏自我"相应的行动。因此，只是仅仅切换到带着好奇心和正向意图去感受"另一边"，进入一种中正的身体状态，你开始探索，"这个部分想带给我怎样的平衡？它给了我什么我需要的，或是我遗漏的？"卡尔·荣格（Carl Jung）曾经说过"潜意识总是会补偿意识的偏见"。

罗伯特：这句话的意思是潜意识总是试着去平衡意识心智，通常是通过带进相反的或是互补的能量达成。我们可以看到在文森身上，那个抗阻

- 134 -

的部分带进一个成熟的守护者临在，使得刚开始出现的美妙天真的能量得到完善。但是因为互补能量没有被中正对待，所以它用一种负面的方式呈现。

回顾这个练习，你在为你的人生创造一条真实的时间线。这代表着你正在一个旅程中——你踏上一条伟大的生命旅程。然后你站在当下的位置，感受旅程中你正在经历的抗阻和怀疑——也就是拖住你不让你前进，试着要阻碍你达成生命召唤的部分。感受那个部分，感受它的能量。你是否在你的肩膀上感受到了？是紧张？是压力？还是阻塞感？只是感受你身体里的抗阻是如何表达的。之后教练会成为那个抗阻，帮助你实际体验那个抗阻的能量。

斯蒂芬： 作为教练，你要说"教会我如何成为你的抗阻，以便你从中学习"。

罗伯特： 在你教会你的教练用身体成为你的抗阻之后，加入与抗阻同时出现的话语。

斯蒂芬： 最核心的负面内在对话是什么？让你进入深深负面催眠状态的催眠诱导是什么？可能是，"你没有权力这样做。人们会摧毁你。你自以为你是谁？你不够好！你一定会失败！"

罗伯特： 一旦你建立了"恶魔"模式，就与个案交换位置，让个案进入抗阻的能量所在的位置，成为他/她自己的抗阻。

斯蒂芬： 这些是护持的核心要件。接纳这种负面模式，参与其中，带着好奇心抱持它，"我相信这有意义。我相信这背后有正向意图。我想要找到那个正向意图。"

罗伯特： 一旦个案找到恶魔能量的负面形式，个案回到中正，与自己同频，然后再做一次。这一次要放得更慢，要全然临在。为了发现抗阻里的正向意图，要让这一切变成你所探索的"创造性舞蹈"的一部分。奇怪的是，它的表现和它的意图经常是相反的，因为它们最初通常是用负面形式表达的，比如：不要受伤，不要跌倒；不要想着你可以独立完成这件事！或者就算口语表达是正面的，身体的表达却是负面的。在这两种情况下，身体心智都会接收到负面信息或负面能量。催眠术有个古老的原则是，潜意识无法很好地解读负面能量。我的意思是，如果我试着用非语言模式与你沟通，对你说"不要跌倒"，我会如何表达这个信息？（罗伯特摇摇头表示"不"的意思，然后跌倒。学员们笑了。）

斯蒂芬：有时候这可能很好笑。一个星期前我在印度的一个冥想工作坊上，有一个特别的冥想是强调你要保持特别安静，静到针掉到地上你都能听见。结果，有一天，一个新来的女士在引导我们，她比较强势。她用强势的语气说："任何时候这个房间里都不准有人咳嗽！你们不准咳嗽！如果你咳嗽的话，你要马上离开这个房间。"你们猜猜接下来发生了什么事？一个咳嗽的声音开始传染开了。每一次，她都会对违反规定的人吼叫说："你！不准咳嗽！你现在给我马上离开！"所以他们就把这个人拉了出去，但是其他人又开始咳嗽了。很快地，所有人都咳嗽起来了！（学员们笑了。）

罗伯特：可以看到，这个正向意图是要保持安静，但是讽刺的是，相反的情况产生了。因此，为了实现一个正向意图，你需要有一个陈述句的正向版本。而这正是当你进入抗阻的状态时会发现的事情。

你将通过踏进你在时间线上的"未来"这种方式，达成自我护持，并且感受在那个"未来"的位置上你已经实现了内在的召唤。花些时间去感受，有什么资源和信息你可以带回到你的现在，特别是带给你的抗阻？当你这样做时，留意抗阻有怎样的变化，你跟抗阻的关系有什么改变。当你回到你的现在，回到你的抗阻里，你首先要将资源和正面信息带给抗阻，用来替换旧的负面形式。

然后你走回你的现在位置，你的教练现在变成从抗阻蜕变而成的守护者。你可以感觉到与自己内在的连接变成一种正向关系。所有互相对抗、抗拒的能量，现在开始整合，并且可以为你活出生命的最棒旅程贡献一份心力。最后，教练和个案一起走回时间线的起点，你再次缓慢地走过你的时间线，把那些新的觉察和资源带给你人生的每一部分。

找一个伙伴，现在开始做练习。

整合"阴影"

斯蒂芬： 我们希望你们去感觉并转化你们的抗阻和阴影，这个过程是英雄之旅中最大的挑战之一，同时也是生生不息的认知自我的一个重要技巧。这包含了一种能力——感受问题里的资源以及困扰的内在珍宝。再次强调，人类意识带给我们最伟的大礼物或许就是一种将苦难和悲痛转化成幸福与完满的能力。

罗伯特： 这个过程的关键在于回到中正。在你信任你的意识心智之前，确保你与你的身体智慧全然连接。当我们失去我们的中正时，很容易被情绪淹没，被负面能量"占据"。负面场域的力量会很强大。

我发现这很有趣，比如，在伊拉克的阿布格莱布（Abu Ghraib）监狱里虐待犯人的美国士兵被送上法庭接受审判时，他们的律师找了很多认识这些士兵的人——父母、儿时玩伴、前老板，或是老师来作证。然后这些证人会说，"他不是个坏人，他小时候没有暴力倾向，也没有虐待别人的倾向。"我怀疑这些证词是否是真的。因此这变成一个有趣的问题，一个看似正常的人怎么会变成"怪兽"？我们会说如果你陷入一种失去中正的情境里，场域里那股更大的原始能量可以轻易地控制你。如果那股能量是负面的，你可能会做出失去人性的糟糕事情。

中正是场域里维持平衡的重要因素。如果你可以保持你的中正，场域里的能量就会借由你变得有人性。但是如果你失去中正，很容易就会迷失，在未整合的场域里呈现困惑或是暴力倾向。事实上，在做这件事的人"不是我"；我只是未整合场域里的一个人质。但是当你可以保持你的中正，你就可以保持你的人性临在，开始对场域产生正向影响。

斯蒂芬：另一种说法是，当我们保持中正时，我们可以自由地放下对固定框架的执着，我们可以看得更清楚、更灵活，在我们的经验和行为里更有智慧。一种中正状态会给你意识的稳定力量以及其他许多功能，因此我们可以保持开放和好奇。直到我们可以放下对语言框架的僵化依赖，才能感受并发挥问题模式的深层正向能量。你可能让自己困在狭小的视野里，并像一个问题似的对待它。我们在这里探讨的是如何在混乱的能量里感受良善的正向种子和礼物，并且能够与之互动，促成蜕变。

有一个男人来找我，他是一个典型的工程师——完全用颈部以上来生活。他的老婆是一个律师，也是以同样的方式生活——全然与身体能量失去连接。他说："我必须向你坦白，我是一个色情偷窥者。"我说："你这句话是什么意思？"他说："我一天看网络的色情影片大概五至七个小时。当我跟别人说这件事时，他们通常感到非常吃惊，好像这是一种'违反社会法规的''坏的'能量。你说我怎么可能接受这个部分？这怎么可能变成一种资源？怎么可能变成一种良善的人性礼物和天赋？"

如果你从表面来看这件事，这不可能是一种资源。我一开始听到他的描述时，我失去了我的中正。所以当他问我："我该怎么办？"我发现自己就像被神父麦卡锡（McCarthy）附身，他是我们爱尔兰天主教教区那位年老、酗酒的神父。（学员们笑了。）那位好神父以一种脖子爆青筋的态度督促我，要我告诉个案一天要洗五次冷水澡，每当感觉有性冲动时，就要念诵一百遍万福圣母玛丽亚和50遍主祷文。（更多笑声。）我试着跟我头脑里的那位神父解释说我的个案是犹太人，不信这一套。（学员们笑了。）但是这不管用——我头脑里的麦卡锡神父总是用同一套方法对付所有人。

所以这是一个机会，它告诉我自己："我无法摆脱负面的枷锁。我需要回到中正，这样才能以全新的视角看待这件事情。"我们此时回到中正，然后整理我们的认知运作过程，思考一个问题：现在什么东西正在苏醒？什么东西正在疗愈？想到这些色情影片，情况变得非常清楚：他的意识心智坚持用颈部以上来生活，但是他的潜意识心智坚持事情远比他想象的要有趣得多！

当然，很多人会说，"你无法只是接纳并且鼓励这种变态的行为！"麦卡锡神父住在我们每个人的心灵深处！（学员们笑了。）但是话说回来，我们并不是鼓励看色情影片的表面结构，我们更有兴趣的是生生不息的深层结构里他的性的美好能量。在护持里我们学到，如果我们可以跟深层结构里的某些部分连接，许多新的、正向的表面结构就会浮现。基本的评价是：哇！这个人有这么强大的性能量。他花了40年的时间想要摆脱这股能量，但是没有成功……这岂不是太了不起了！所以让我们看看我们可以如何正向地支持它，允许更多的体验和更多表达它的独特方式浮现。

所以我对他说："我不知道我该怎样帮助你，但是我知道没有哪一种心理治疗、哪一种催眠治疗能消除你内在性能量惊人这个事实。"他看起来很困惑，但同时又感到有趣，然后他说："是的，但是我感觉很羞耻。"这就是你开始护持自己的时候。你回到中正，不带任何评判，深度地接纳那股能量，在你的内心给它一个安住之处，把所有负面条件反射清除干净，给它祝福，然后把它的正向形式投射给那个人。

（斯蒂芬用一种非常温柔、专注、聚焦的方式说话。）是的，我看见那股能量就是一股性能量，我看见你感到很羞耻……我都看到了，这没有问题……我很高兴知道它在这里……你除了是一个有性能量的人之外，还会是谁呢？

他露出害羞的笑容，说："我很饥渴！"我用同样的方式响应他：回到中正，把它吸收进来，给它荣耀的地位，把任何负面条件反射清除干净，给它祝福，反馈给对方。是的，我看见你作为一个充满性能量的人，你真的很饥渴……（停顿一会儿。）……然后除了作为一个充满性能量的人，你还会是谁呢？

我们就这样做了大概七八个回合。每一次他会把他性能量的不同身份显露出来："我很害怕……我喜欢看裸露的图片……我很困惑……我是一个男人……"每一次我会把它吸收进来，然后用同样的方式回馈给他。在某个时间点上，神奇的转变发生了。或许你在人们身上曾经看见过，当他们真正触碰到内心深处的某些东西时，美丽的绽放就从内在全然展开。我可以看见这一点。我可以感受到这一点。我深深地被它触动。这表示他找到了他的中正——他再也不会与那股能量解离。所以我对他说：你何不闭上眼睛片刻，让自己开始一段疗愈的旅程，允许你自己最深层的智慧心智去整合性能量的各个面向，成为一个新的、让你更满意的模式。

这对他而言是一种全新的经历。当他下周回来见我时，我问他："你这一周觉得如何？"他说："是的，这真的很奇妙，非常有趣的一周！我整个星期都没有冲动想要去看色情影片。但是，我和我老婆一整周都在吵架……（学员们笑了。）事实上，我们以前从不吵架！"他们过去是各住各的，在房子的两个角落各自生活，每逢夜晚就好像是有巨大的冰山挡在其中。突然之间，他们之间重新燃起火花和热情。那股性能量被重新导向，从沉迷于色情影片转入婚姻。因此我对他说："看起来现在是个好时机，我想邀请你太太和你一起来做咨询。"

他回答："喔，我很确定，她不会来的。"

我说："你只要转告她，说你的咨询师想跟她讨论未来的美满性生活。"（学员们笑了。）结果他太太真的出现了。（学员们笑了。）然后我协助他们两人做伴侣咨询，看看那股性能量如何以一种安全、正向的方式增添他们婚姻生活的幸福美满度。

转化"好自我"和"坏自我"成为一种正向互补

斯蒂芬：检视这个案例发现，我们是由两者之间的矛盾冲突开始的，就好像我们上一个练习中探索的一样。他带来一个模式：他所呈现的是"理性"自我——"活在头脑里"的工程师。这是他的自我呈现，我们称之为"好自我"。我们把这个词加上引号，因为我们并非真的认为这是好的，这只是他自己下的定义。然而他有另一面，呈现的是一种"沉迷于色情影片"的形式。这个部分呈现的是"坏自我"。通常我们的任务是消灭"坏自我"，那么"好自我"可以从此过着幸福快乐的日子。但其实这两个自我是一个铜板的两面，两者都是一个更深层整体的一部分。英雄之旅的主要挑战之一是创造一个空间，使两面从对立冲突的状态转变为和谐共存的平衡。为了做到这一点，我们必须跳脱头脑的限制，进入一种更深层的中正状态里，打开一个场域，超越对立的两面，允许一种互补的能量浮现。

这是我们在上一个练习里所做的，现在我们要创造一种模式，让"好自我"对抗"坏自我"的状态可以变成一种生生不息自我的正向互补状态。再次强调，你可以转化消耗你所有能量的内在冲突状态，使之成为一种内在和谐状态，实现深层智慧，展开更伟大的创意生活之旅。

> 练习:"好自我/坏自我"

斯蒂芬：为了让你们了解这种转化模式，罗伯特和我会做一个示范，然后换你们做这个简单却强大的练习。这个练习称为"好自我/坏自我"练习。

1. 跟你的伙伴在静默中找到中正状态，对伙伴打开，与伙伴产生连接。
2. 伙伴A说：
   - "我想让你看到我是（好自我）_____"。
   - "我不想让你看到我也是（坏自我）_____"。
3. 伙伴B倾听，给予非语言的支持，然后说：
   - 我看见了你是_____（好自我）。
   - 我也看见你是_____（坏自我）。
   - 我看见你有这两者。
   - 我看见你比这两者要多很多。
4. 换伙伴B讲自己的好自我和坏自我，然后伙伴A给予反馈。
5. 两个人轮流说三到五个回合，说的时候慢慢说，感受一下对方所说的话，把这些呼吸进来，然后释放掉所说的每个事实。

斯蒂芬与罗伯特做的示范

（罗伯特和斯蒂芬面对面坐着。）

斯蒂芬：在这个练习中我们会探讨——整体自我在什么地方分裂了？只要有分裂存在，英雄之旅就变得不可能，因为这趟旅程需要完整自我。

罗伯特：我相信你们已经很熟悉，在练习开始之前，我们要做的准备工作是回到中正状态，打开一个场域，然后与伙伴建立连接。现在，我们两个人开始回到我们的中正……放松……整合头脑和身体，进入身心一致的状态。

斯蒂芬：当我们安静下来……沉淀下来……与我们的中正连接……我们接着向外打开……同时保持在自己的中正状态里……感觉与我们的伙伴连接……同时也与自我有很好的连接。然后就像之前做的，当我们都准备好了，我们两人会点点头……（斯蒂芬和罗伯特两人都点了点头。）接下来，伙伴A，也就是我，会说两句简单的话，其中一句是：我想让你看到我是_____。

罗伯特：就让一个词浮现，用来表达你的"好自我"或是"理想自我"。

斯蒂芬：不用刻意去想要说什么。不要断掉与你伙伴的连接去思考要说什么。保持与你伙伴的连接，看看有什么好自我身份认同会出现。所以，我会说："罗伯特，我想让这个世界看见我是……我是一个很包容、接纳的人。"

罗伯特：然后我接收这句话进来，让它触碰到我，创造一个空间抱持它。

斯蒂芬：接着我说第二句话："我不想让这个世界看见我也是……很会批判别人。"

罗伯特：我也把这句话接收进来，同样地抱持它，没有评判，没有试图要修改什么，不需要跟我的伙伴确认任何事。只是与这两者同在，带着尊敬和慈悲同时抱持这两者。要做到这一点，你必须把它们带进你的中正里。在你心里创造一个空间给它们，对待它们就像是尊贵的客人一般。只有当你感觉真实地接纳了这两者，才能以四句话进行回应。第一句，我会这样说，"斯蒂芬，我真的看见，我真的感受到你是一个很包容、接纳的人，我全然接纳这一点"。

斯蒂芬：我接收这句话，呼吸进入我的身体内，深深地呼吸进我心里。

罗伯特：然后我接着说"斯蒂芬，我也真的感受到，我了解有些时候你很会批判别人"。（斯蒂芬做了一个深呼吸，然后点点头。）接着我说第三句话"斯蒂芬，我看见你是这两者，既是一个很包容、接纳的人，也是一个很会评判别人的人"。最后我说第四句话"斯蒂芬，我看见你比这两者要多很多"。

所以这四句话是——我看见你是X，我也看见你是Y，我看见你既是X也是Y，我看见你比这两者要多很多。

斯蒂芬：这几句话其实很重要，代表了在一段改变的对话里有四个关注点，分别是:（1）目标（"好自我"），（2）问题（"坏自我"），（3）他们之间的关系，（4）一个超越这两者的生生不息场域。

重要的教练和治疗技巧之一是知道在各种不同的特定时期应该专注于哪一点上。一段生生不息的对话流动于这些不同的关注点之间。

罗伯特：我们单向做完这些步骤后，现在，伙伴B，也就是我会说"斯蒂芬，我想让这个世界看见我是X。我不想让这个世界看见我是Y"。然后斯蒂芬会用四句话响应我。

斯蒂芬：这就是一个练习回合。我们会示范两个回合，然后请你和你的伙伴做四到五个回合。通常需要进行几个回合才能真正深入感受到这个练习的力量。记住，当你说话时，不是要进行理智上的沟通；你是获取和分享深层的身份认同能量。这个练习会触碰到核心身份的最深处，把它从深处提升进入一个连接场域里。

所以，如果我这样说，（把手放在嘴上，头看向别处，喃喃自语。）"罗伯特，我不想让这个世界看见我是一个很会批判别人的……"，就不对，不是这样做练习的。这样做你可能会触碰到能量，但是能量会困在里面出不来。只有当你能释放中正里面的能量进入场域，才会有疗愈和效力。是谁这样说："无论何时何地，只要有二三个人以我的名字聚集，疗愈就会发生？"是乔治·布什吗？还是罗伯特·迪尔茨？（学员们笑了。）好的，是耶稣，但耶稣实际上是以罗伯特为榜样生活的。（学员们笑了。）

罗伯特： 我不知道斯蒂芬到底是从他的好自我还是他的坏自我说话……（学员们笑了。）但是或许我们应该看一下，让我们再次放松下来……花些时间……然后斯蒂芬准备好了就开始。

斯蒂芬： 罗伯特，我想让这个世界看到的是……我的快乐。我不想让这个世界看到的是……我的绝望。

罗伯特： 斯蒂芬，我真的看到……能够看到这点真是太棒了……你那种美好的快乐。我也真的看见……真的被触碰到……你的绝望。我看见了你是这两者……快乐……以及绝望。我看见也感受到你真的比这两者多很多很多。

（斯蒂芬闭上他的眼睛感受一下，深呼吸，把手放在心上。）

斯蒂芬，我真的想让这个世界看见我是……一个开放、有能力的灵魂。斯蒂芬，我不想让这个世界看见我……是……我会迷失……像一个小孩一样。

斯蒂芬： 是的，罗伯特……我看见……你的灵魂在开放……以及有很棒的能力。我看见……那个年轻的灵魂有时候会迷失。可以同时感觉到这两者，这真的很棒。我同时也感觉到你内在有个超越这两个部分的……美好的空间。

（罗伯特闭上眼睛感受一下，深呼吸，用手碰触他的中正位置。）

罗伯特，我想让你看见我的爱……我不想让你看见我的……痛苦。

罗伯特：斯蒂芬，我真的看见你的爱……这爱很美。斯蒂芬，我也看见……你的痛苦……我深深地被触动。我看见了你的爱与痛苦同时存在。我也看见你……比这些多很多很多……还有更多。

（暂停一会儿，斯蒂芬闭上他的眼睛接收。）

斯蒂芬，我想让你和这个世界看见我……有一颗博大、慷慨的心。我不想让你和这个世界看见我……因为跟随我的心……伤害了我所爱的人。

（暂停一会儿，罗伯特和斯蒂芬一起做了一个深呼吸，感觉亲近连接。）

斯蒂芬：我真的看见……你开放、慷慨的心，以及……因为你所做的事情而感受到痛苦的其他人……的连接。我真的同时……看见并支持这两者。我感受到也看到……在你的内心和你的周围……那个更大的空间……可以同时抱持这两个你……以及更多更多。

（斯蒂芬和罗伯特安静地连接，双手合十，带着尊敬和爱向彼此鞠躬。学员们对于他们的分享非常感动。）

好的，这就是我们要做的练习。你可以看见，这是一个非常简单的练习。而使得这个练习有深度、有意义的是，你愿意也有能力触碰、分享、祝福语言背后更深层的能量。注意，我们整个过程进行得很缓慢，有很多次暂停，以便让词语的非语言能量打开。

罗伯特：我们做了两个回合。现在你找个伙伴做四到五个回合。记住，首先要安静下来，打开与你伙伴的连接。然后允许词语跟随着呼吸和感觉流动。触碰它，把它说出来，然后释放，允许它被你的伙伴接收，再从你的伙伴那里收回来。让这个过程将你更深地带到你内在的一个神圣的地方。

支持转化的原型模式

斯蒂芬：通过这个练习，你可以去感觉如何快速地找到你身份认同的核心部分，以及它们可能怎样互相冲突。要变得生生不息，你需要放下"好的"对抗"坏的"这种概念，感受如何去护持内心所有的不同，赋予它们人性化，成为一个自我"曼陀罗"，让每个方面都归属于一个更大的完整整体。这个完整整体造就了生生不息的自我，如果你把一部分的自己锁在"坏自我"的集中营里，完整整体就无法浮现。这是一个重要的概念。

护持的一个重要任务是，唤醒还没有被人性化的能量和模式进入全然人性意识里。再说一次，潜意识只给了你一半的人性，需要人类的临在将它全然人性化。那就是你到达的地方！人性临在原来都只来自你的外部——家人、老师，其他重要的人——当你越成熟，自我护持的能力随之变得越强大。没有你的临在，你将会迷失在潜意识里，无法成为一个完整的人。

为了让某些东西全然人性化，我们分辨出一个体验的两个部分——原型的和个人的。原型是指经过许多代人发展出来的原始模型，在特定挑战情境中它是一个心灵深层结构。比如，我们都面对的挑战是学会去爱，找到与我们自己之外的某人或某事融洽相处的方法。幸运地，你不是第一个面对这种挑战的人。在人类历史上每一个人都经历过这样的挑战。所以你的祖父母，祖父母的祖父母，一直往回追溯，他们都经历过建立融洽关系的挑战。原型的概念是每当一个人有这样的体验，一个细微的体验片段就会掉进生生不息场域里。经过很长时间，许许多多的不同体验片段开始构建为一个普遍的模式，代表祖传的"深层架构"或是"蓝图"，目标是达到合一。然后，无论何时个人面对这种挑战，特别是当这种挑战需要他在个人旅程中超越自我，生生不息的场域就会将原型模式作为资源，帮助他去面对挑战。

但就像我们强调的，原型本身是普遍的，依据个人的特性可以用无止境的方式表达。你可以用无止境的方式体验和表达合一。所以个人面临的挑战是与活跃的原型模式同频，通过一种最适合个人的、独一无二的方式表达它们，赋予它们人性化。如果你不这样做，你就无法接收到生生不息的古老智慧带来的能量和聪明才智，或者被这些原型模式裹挟，被它们控制，在这个过程中失去你的独特自我。卡尔·荣格称之为"原型膨胀"。

我们希望你们能够感受到，原型层面和个人层面存在着很大的差别。生生不息认知心智的一个任务是，护持原型模式，把它们转化为对个人有帮助、有意义的形式。我们会在接下来的练习中进一步探讨。

> 练习：在过渡原型里前进

以下练习运用系统NLP的多个程序——空间顺序、身体系统排列、某些常见的性格原型，以及参考卡罗尔·皮尔森（Carol Pearson）和茱迪芙·迪露西亚（Judith DeLozier）的著作，用来检视我们人生发展的重要阶段。这个练习可以帮助我们检视并管理生活中不同阶段的转变过程。该练习是建构在"恶龙（dragon）"这个原型上并围绕着它，恶龙代表某种巨大，不为人知，可能非常危险的东西。在我们人生的道路上常见的恶龙包括这些问题，比如死亡、青春期、衰老、更年期、换工作、退休、丧失以及其他主要的人生转折。练习过程中的其他原型象征在不同阶段，我们与神秘且危险的恶龙的关系。

1.定义"恶龙"。定义你正在面对的人生重大事件。这可能包括与转变事件有关的背景或环境的重要元素，比如围绕在这个转变事件周遭的重要他人的反应，或是疑难细节。

2.为这个"恶龙"创造一个空间心锚，以"恶龙"为中心画圆，在周围空间排列以下原型：

　　A.天真者（不知道恶龙的存在）。

　　B.孤儿（被恶龙裹挟或吞噬）。

　　C.烈士（被恶龙迫害）。

　　D.流浪者（逃避恶龙）。

　　E.勇士（与恶龙战斗）。

　　F.魔法师（接纳恶龙）。

（见图2.4）

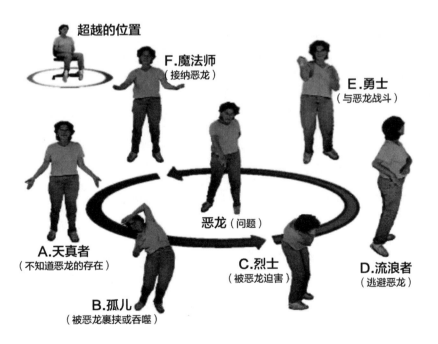

图 2.4 "转变原型"示意图

3.从客观角度觉察你现在与"恶龙"的关系处于哪一个转变原型（孤儿、勇士等），请记住，在某些文化中龙是好运吉祥的代表。

4.进入那个原型所在的空间位置，进入原型角色里，探讨与这个位置有关的身体姿势和动作（身体系统排列）。

5.开始移动进入圆圈里剩下的其他位置，直到最后进入魔法师的位置（接纳）。在每个位置上，探索每个原型的身体动作和姿势（身体系统排列）。在你感觉与"恶龙"的关系最适当的位置上停下来。注意到在生命周期的下一步你可以做什么。

6.回到超越的位置，反思一下你发现了什么、学到了什么。

罗伯特： 要做这个练习，需要大一点的空间，以便你设置一个可以让你走动的圆圈。这个练习可以让你探索身体，在想法上支持自己，以协助你面对人生中的重大挑战。我们把这个挑战看成是英雄之旅上的"恶龙"，我们将探讨此时此刻你的反应如何，你如何用不一样的方式面对。我们会将不同的原型模式视为典型的反应方式着重强调。

斯蒂芬： 在图 2.4 中，我们展示了原型模式。A是"天真者"，他不知道"恶龙"的存在。B是"孤儿"，他被"恶龙"裹挟或吞噬，失去所有的一切。C是"烈士"，他被"恶龙"迫害。D是"流浪者"，他躲避"恶龙"，跑到别处。E是"勇士"，他反对并与"恶龙"战斗。F是"魔法师"，他可以接纳并转换"恶龙"成为资源。这些原型出现在卡罗尔·皮尔森的书《性格密码：我们据以生存的 6 种原型》（*The Hero Within: Six Archetypes We Live By,* 1989）中。

我们将要用到的主要程序之一——身体系统排列（somatic syntax），是我和茱迪芙·迪露西亚一起开发的。"soma"这个词在希腊语里是身体的意思，因此，somatic这个词显然是指身体心智。"syntax"一词与语言有关，但更多的是与语言排列相关。身体系统排列是在一个过程中找出并探索身体模式的运用，然后看看他们的顺序可以如何改变。

要做这个练习，你得绕着圆圈走。圆心的地方就是"恶龙"，代表你遇到的挑战。围绕这条"恶龙"的六个位置代表六种不同转变原型。让我们先从这条"恶龙"开始。找到一个你可以自由移动的空间，站在"恶龙"的巢穴……当你站到那个位置上，问问你自己：在你的英雄之旅中，"恶龙"出现在哪里？是在你的亲密关系里？还是在你的工作上？

斯蒂芬：还是在你的健康问题上？

罗伯特：或是在你的亲子关系中？与你的家人的关系中？还是与你的文化的关系中？你感到最害怕的是什么？感觉最失控的事情是什么？当你确认了你的挑战，向前一步，把你自己置于那股能量中。你准备好，再向前一步，进入"恶龙"的位置，感受"恶龙"的能量。当你感受到了，用你的身体进行表达……一个姿势、一个手势、一个动作……可以代表"恶龙"。真实地感受那股能量。让它不只是抽象概念，而是身体实际体验。当你真的感受到它，牢牢记住它，将它留在那里，退一步离开。深呼吸，放下。稍微动动你的身体，把它抖落掉。

现在我们要探索如何以原型反应的方式与"恶龙"连接，与那个挑战连接。我们走过每一个原型模式时，注意在那个当下我们感受到了什么。没有对或错的反应，不需要批判自己。

让我们从"天真者"的原型开始。天真的意思是没有觉察，看起来没有发现"恶龙"的存在。让你自己真实感觉那股天真得像小孩般的能量。在你身体里你是如何感知到它的？

斯蒂芬：你身体的哪个部位感受最强烈？做什么动作？呈现什么姿势？内心有什么想法与天真有关？

罗伯特：你可能发现自己体验天真能量时处于中正状态，或是不在中正状态。天真的状态与"恶龙"的关系是什么？或许什么关系都没关系。

斯蒂芬：注意，你是否用负面的解离方式来面对你恐惧的事。或是用一种整合的方式找到一个更深层的开放与接纳的空间。

罗伯特：如果你觉得某些声音适合天真者的位置，你可以让自己发出一些声音，让自己全然进入那个原型模式，然后去感觉在这个关系位置面对挑战是什么感受。

当你准备好了，可以放下这个部分。抖抖身体，把那股感觉抖落掉。

接着进入"孤儿"的位置。"孤儿"就是他一切靠自己，不属于任何人。在内心你体验到"孤儿"的感觉。"孤儿"被"恶龙"裹挟着。找到心里的感受。让自己探索、发现身体的感觉……姿势……动作……关于你的"孤儿"模式的基本想法与画面。如果你感觉被遗弃……被吞噬……或是迷失，你是怎样感觉到的？

探索一下是否有任何身体动作随之而来，让你的身体将它呈现出来。如果有任何声音伴随而来，你可以自由地发出声音……变成那个模式，由内而外地去感受它。

然后，当你准备好了，你可以放下那股能量。抖落掉它，抖干净，呼气把它吐出来。让自己归零。

下一股能量是"烈士"的原型，烈士总是被"恶龙"迫害。打开你的心去体验内在的"烈士"，让自己站在那个位置上充分去感受那股能量……那些感觉……那些想法……画面……姿势……动作……内心浮现的话语……声音……当面对"恶龙"，你被迫害，你牺牲了，你感受到了什么？允许自己深入地感受、更多地了解。

或许你感觉自己是个受害者，而你为此感到非常气愤——这些事不应该发生在你身上！有时候像为了正义公理而愤慨……有时候是自怨自艾。允许那个部分从你的身体里觉醒……然后发现它的身体系统排列是什么？有时候可能像噘嘴不悦的样子……有时候抱怨没人了解你、大家误会你……不论是什么，留意你作为一个烈士，你对那个挑战的反应模式是什么。

然后放下……再一次，你可以四处走动一下……把它抖落掉……呼气把它吐出来……回到自己的中正。

下一个原型是"流浪者"。"流浪者"逃避"恶龙"。假装"恶龙"不在那里。

斯蒂芬：只是跑开……跑到别的地方……逃得远远的。

罗伯特：真的让自己成为"流浪者"。踏进那个位置，感受一下那种感觉……你如何从那个位置响应"恶龙"……感受那个姿势，那个动作，以及与它连接的基本身体动作与头脑想法。

斯蒂芬：你可能感觉当你真的进入一个特定原型时，其他原型的元素开始悄悄地出现。只管去察觉，坚持回到与正在代入的原型协调一致的状态。在身体层面上与它合一，在头脑层面观察它。在生生不息的意识里，我们都在寻找一种流畅的"既……也……"状态，既是一个参与者，同时也是一个观察者，两者互补。

罗伯特：给它空间，允许它在你身上自由呈现。你的动作是什么？你会发出什么声音？你的"流浪者"模式的身体系统排列是什么？当你真的可以体验并尊重它，再一次，你就可以放手让它走。把它抖落掉，把它擦掉，释放它。

下一个角色是"勇士"。"勇士"想与"恶龙"对抗，想打倒"恶龙"，想攻击并控制"恶龙"……想杀了"恶龙"……想消灭它。找到你自己选择的"恶龙"对应的"勇士"所在的地方。可能既会有动作也会有姿势，还可能有声音。（有些学员发出"哈""噗""嘘""吓"等声音。）好的，现场有一些很棒的"勇士"能量。我很喜欢。现在也可以放下"勇士"的能量，让那股能量流经你的身体。

最后一个原型是"魔法师"。现在施展你的魔法……你蜕变的能力……接受与给予的能力……还有一种点石成金的能力。"魔法师"接受"恶龙",同时转化"恶龙"。"魔法师"同时也是变形者。感受你从一种样貌转变成另一种样貌……身体的动作、感觉、能量……来自"魔法师"。

然后再一次,当你真的可以获得与"恶龙"关系里的那股能量时……就可以放下……呼气吐出去……释放它……回到自己的中正……放下。

好的,这是在原型圆圈上走过的第一轮。现在我们要走第二轮,确保你感受并获得在每个原型位置上的珍贵礼物。

斯蒂芬：再次强调,任何模式,尤其是原型模式,既可能是一个问题,也可能是一种资源,一切都取决于你与它之间的关系。

罗伯特：所以在第二轮,你要加上中正状态,以便更深刻地感受每个原型的价值,然后看看你如何整合这些价值到你更深层的自我感知中。就像现在,当你回想起刚才走过的这段旅程,可能你感觉在某些特定原型中最能够保持在中正状态中,而在某些原型中你感觉是切断的、偏离的。再次强调,任何模式,尤其是原型模式,既有它的光明面,也有它的黑暗面。

斯蒂芬：反思一下,你最常使用哪些原型能量让自己解离。当面临挑战时,你像流浪者一样逃离,还是会假装这些挑战根本不存在？或许你让自己沉浸在悲伤里,或许伴随着酒精、毒品、自怨自艾、抱怨？第一轮提供一个机会,让你观察你通常是如何遗弃自己的。第二轮则是给你机会去感受如何将每一种原型模式用作蜕变转化的资源。

罗伯特：为了转化你自己,当然首先要转化那条"恶龙"。让我们再次开始,回到中正……呼吸……感受你双脚的脚底……你与大地的连接……

斯蒂芬：……你的袋鼠尾巴……

罗伯特：让你的膝盖放松……

斯蒂芬：……抬头挺胸，保持你的脊椎垂直……

罗伯特：深深地、自由地呼吸……

斯蒂芬：……感觉你的身体肌肉越来越放松……带着放松进入中正状态……感受你的能量从中正里打开……让你的觉察开始向外延伸……想象你有一个能量场域包围着你……同时你可以更深入地进入一种与你的中心保持连接的宁静安逸的状态。

罗伯特：感受那种感觉，就像玛莎·格雷厄姆说的，你的管道畅通打开，里面有一股独一无二的能量，那就是你……此时此刻，就在这个教室。不需要刻意表现。

斯蒂芬：当你允许能量场域从你的中正……打开……让它延伸包围着你……觉察到你正在打开一个空间……"恶龙"无法入侵……打开你的内在空间……打开你身体周围的空间……让每一个原型模式……可以延伸你的能量……流经你的中正，带领你更全然地进入这个世界。

罗伯特：当你准备好，也感觉到中正了……让你自己轻松地进入"天真者"的位置……开始展现"天真者"的身体系统排列……同时保持与你的中正连接。

斯蒂芬：你可以邀请"天真者"的能量以及信息模式进入你的中正里……就好像这是神圣的人性通道……在此你可以真的……再次感受天真的能量。

罗伯特：接收"天真者"的原型礼物……所有祖先的关于天真的学识和智慧……对可能性的开放态度……像小孩一样的求知欲和好奇心……对世界着迷。

斯蒂芬：开心地收下这个来自远方的礼物……把它收到你的心里面……让它疗愈你……让它帮助你重新找回与"恶龙"的完整关系。

罗伯特：这不是来自无知的天真，而是来自纯净的、无法被玷污或被毒害的灵魂。

斯蒂芬：天真来自自我净化……总是当下本来的样貌。

罗伯特：感受你的灵魂里灵性的纯净，然后，当你保持与中正的连接，把"天真者"的礼物带到"孤儿"的位置上。允许自己轻松地、流畅地走过去，就像"孤儿"一样。让自己打开，探索"孤儿"身上生生不息的身体系统排列。感受它的天赋、它的力量、它的智能、它的价值。找到"孤儿"的最高价值。

斯蒂芬：在某个重要层面，你真的是孤单地在这个世界上。你是否能够接收到关于孤单的礼物以及它带来的自由？

罗伯特：找到那个柔软的、慈悲的地方。

斯蒂芬：在你内心深处可以感受，第一层的"天真者"仍然在那里……就算你发现了第二层场域，第二层……你在这个世界上是一个"孤儿"……你单独行走……带着你的中正和最深的连接……感受那种感激……对"恶龙"的感激……感激让你可以……与你现在以开放心态带着的孤独感……在原型的位置上……深刻地连接。

罗伯特：诗人哈菲兹（Hafiz）这样写道——

不要太快交出你的孤寂。
让它伤你更深一些。

让它在你心里发酵、调味
只有很少数的人
甚至是神，才能做出这样的调味料。

今晚我心里有个空缺
湿润了我的眼眶，

> 我的声音
>
> 如此温柔,
>
>
> 我对爱的渴望
>
> 是绝对的
>
> 清晰。

斯蒂芬: 允许自己再次感受孤单里的尊严。一种美好……颤动的……开放的……孤独感。

罗伯特: 带着你的"天真者"能量、"孤儿"能量,优雅地飘进"烈士"所在的位置。

斯蒂芬: 保持与你的中正深深地连接……对一个超越一切的场域打开……欢迎第三波能量。你可以接纳这个世界的苦难,保持你的中正,同时对超越场域打开。

罗伯特: 感受一种对公平与正义的渴望和承诺。

斯蒂芬: 再一次,感受那种尊严……感受烈士的尊严……一种更高形式、一种更高意识的尊严。

罗伯特: 愿意敞开心扉,做出牺牲。

斯蒂芬: 佛教徒常说……你的心注定要破碎……一而再……再而三……就像蛋壳碎裂一样……感受深沉的温柔……当你感受到你破碎的心的尊严,与人性中正……甚至比那更深的地方连接…让自己在这个世界上感受自由……让你的眼泪自由地洒落大地……用眼泪浇灌新生命的种子。

罗伯特: 当你可以在这股能量中保持中正时,将这股能量深呼吸进来,气往下沉,呼吸流经你……让自己开始对下一个原型位置打开……了不起的"流浪者"原型……把前面所有的原型能量深化、延伸带到这个位置上。

斯蒂芬：让"天真者"的能量从你身上流过……让"孤儿"的能量从你身上流过……让"烈士"的能量从你身上流过……让"流浪者"的能量开始进入你的身体里。

罗伯特：体验来自"流浪者"的所有美好能量——启航前往新世界……探索未知的领域……把不适合你的东西抛诸脑后……从低潮中走出来……发现自己从未梦想过的新空间与新可能性。

斯蒂芬：探索很多、很多地方，去往远离"恶龙"……远离你的家庭……远离你旧有信念的地方……在一个充满生命的世界里……自由自在地探索任何地方……了解并拥有你与生俱来的权力和需求。

罗伯特：放下，变得自由起来……这个世界除了你眼前的"恶龙"，还有许多许多。

斯蒂芬：无拘无束地挥手说再见……无拘无束地去领悟"我有自己的旅程要继续，我有自己的道路要走"。

罗伯特：无拘无束地放手，把所有不需要的都放下。

斯蒂芬：在意识的场域中探索、搜寻，在英雄之旅的道路上，内心深处的某些东西……在变成人类的伟大的冒险过程中……漫游意识的领域。

罗伯特：然后带着"天真者"的能量、"孤儿"的能量、"烈士"的能量以及"流浪者"的能量进你的中正里，把这些资源整合，带进"勇士"的能量里。

斯蒂芬：就像一股能量开始在你的身体里脉动……在你的内在被唤醒……去保护神圣的生命……可以勇敢地说"不"……可以要求在这世界上有一席之地……并且去保卫它。你没有权力伤害我……不论是我的身体还是我的心灵，都不该被亵渎。

罗伯特：我会用尽全力，把我的天赋带到这个世界上……疗愈我自己和别人。

斯蒂芬：把这些都呼吸进来……感受它的脉动。向那股能量敞开……来自有

着巨大勇气和自爱的古老心智的能量……你可以向生生不息的心智
敞开……许多伟大前辈所走过的英雄之旅，他们共同打造的生生不
息的心智……我会保护我所拥有的生命……我会尊重我所拥有的
身体。

罗伯特：当你准备好，并且在你的中正深深地感受到这种感觉时，踏上最后
一个转变位置，去往那个神奇与蜕变的地方。

斯蒂芬：有人说那是人类能量的最高境界。记住……感受你的中正……让能
量从内心深处出来，流经你的中正……"魔法师"的能量，原型疗
愈者……首先让它抚摸和疗愈你所有的创伤。

罗伯特：让它唤醒你并转化你。

斯蒂芬：有些古老传统强调有一个比受伤身体更深刻的完整身体存在。你
内在有一颗心是从未受过伤的。你内在有一个身体是从未受过伤
的……从未曾破碎……从未被困住……是完整的。让疗愈能量带你
回到你的本真状态——那个从未受过伤害的完整自我。

罗伯特：感受你内在"魔法"的源头……创造奇迹的"魔法"……可以远达
神秘境界的"魔法"。当我还很年轻时，我第一次遇见米尔顿·艾瑞
克森，他给我看了一张卡片。卡片上有个小人站在浩瀚宇宙的一个
小星球上。卡片上写着："当你想到这个宇宙有多么浩瀚无垠与神秘
奇幻时，这是否使你感觉到自己很渺小、无关紧要？"翻开卡片的
内页，上面写着，"这两种感觉我都没有！"（学员们笑了。）因为如
果你感受到自己是浩瀚无垠神秘宇宙的一部分，你就不再渺小，不
再无关紧要了。就像宇宙一样，你是庞大而神秘的，与经由你而来
去创造魔法的……更大的心智连接。

斯蒂芬：当你感受到这一切时，让自己更深刻地感受……流经你的中正，以
及你生命的每一个部分……感受"天真者"的能量……流经你的
中正……从你生命的每个部分散发光芒……感受"孤儿"的孤单

感……流经你的中正，向这个世界发光……神圣的"烈士"的……心碎的感觉，像一团炽热的火焰，流经你的中正。

罗伯特：感受"流浪者"的宽广无边与自由自在……流经你的中正。

斯蒂芬：流经你的中正，对这个世界打开……感受"勇士"的神圣誓言。

罗伯特：感受坚毅、勇猛与承诺。

斯蒂芬：通过中正，对这个世界打开……感受你的疗愈能量……

罗伯特：感受"魔法师"的创造能量，蜕变转化的可能性。

斯蒂芬：在这一波接着一波的浪潮里，你或许想再一次从这个地方审视那条"恶龙"。

罗伯特：把所有的资源带进来……所有的能量……最重要的是你的中正所在之处……现在再次退回"恶龙"所在的位置。

斯蒂芬：享受从你的内心深处以及身体周围的地方……带来彻底蜕变……彻底疗愈的……人类能力。

罗伯特：迎接"恶龙"的能量……消化吸收……让它流动……就这么做，让蜕变发生。

斯蒂芬：将"恶龙"带到你全然人性的蜕变之光中。这是你创造的传奇……这是你的天赋……这是你作为人类的生命召唤。行走在这个世界上，不论你遇见怎样的"恶龙"……让它们更深地与你连接……连接人性意识的中正，可以转化"恶龙"，也转化你。这就是英雄之旅。

罗伯特：这就是你的进化之路。

斯蒂芬：在未来的日子里，你可以对着这条道路说……是的！将所有这一切通过我带入这个世界。是的！当我行走在英雄之旅上……我召唤内心深处最古老的祖先能量……帮助我……与我同行。是的……每天我会以千万种方式……我会对我的英雄之旅说是。

罗伯特：我现在打开我的管道。

斯蒂芬：是的……是的……是的！……千万次，是的。因为现在你可以看见，从你的中心转移的东西带着什么……随着呼吸流经你的东西又带着什么……赌注真的很高……（声音变大，对着学员们大声说）你们愿意说是吗？

罗伯特：快说是的……

学员们：是的！

斯蒂芬：我听不见……

学员们：（更大声说。）是的！

罗伯特：你们说什么？

学员们：（开心热情地笑着。）是的！是的！是的！

罗伯特：很好。在做完这个练习之后，我邀请你们花几分钟时间，反思一下，刚才练习过程中发生了什么。你有什么发现？在旅途中你感受到了什么？你可以把它写下来，或者找个伙伴分享。

结论：*甜蜜的黑暗*

斯蒂芬：我们希望你能够体验到，当原型的、创造力的潜意识打开时，如果你保持在中正状态里，会有怎样的不同感受。原型就像水能载舟亦能覆舟一样，好坏取决于你中正的程度、临在的状态以及你与它们的关系。记住，你才是造成差异的关键！你可以选择投入人生或是逃离人生，这个差别就会创造不同的人生。

因此，我们有两首诗要分享。我想分享奥地利诗人赖内·马利亚·里尔克（*Rainer Maria Rilke*）的一首诗《催熟伏牛花籽》（*Ripening Barberries*）。我谨以这首诗献给今天辛苦工作的你们，因为里尔克说：

男人无法安静地闭上眼睛

眼前浮现一幕又一幕的画面，

就只是等待夜晚降临

夜幕在他周围升起——

全然包围他，他像个老人。

事物不再出现；日子不再发生

再出现的所有事物都是幻影。

就连你，我的神。你就像一块石头

每天带他进入更深的心灵深处。

斯蒂芬：我最大的愿望是——愿你们每一天有很多次，当你们闭上眼睛，在黑暗中实实在在确认一幕又一幕的画面浮现眼前，还有黑暗说的话……

罗伯特：……黑暗中浮现的画面……我要读的是大卫·怀特（David Whyte）所写的诗《甜蜜的黑暗》（*Sweet Darkness*）。

当你的眼皮沉重

世界也跟着累了。

当你的愿景消失

世界再也找不到你。

该是时候进入黑暗

夜晚有眼

可以看见它自己。

那里你可以确信
你在爱里面。

今晚，黑暗将是孕育你的地方。

夜晚将给你一个一望无际的无止境地平线。

你必须学一件事。
你可以在这个世界自由进出。

放弃所有其他世界
抱住你所归属的这个世界。

有时候，需要黑暗和甜蜜
你的孤单限制了你
去学习

任何事，或是任何人
当他们无法带给你活力、生命力

他们就太狭小，不适合你。

罗伯特：我们祝愿你们今晚有些甜蜜的黑暗。

斯蒂芬：（加快说话的速度。）所以在今天结束的时候，让我们记住伟大的马丁·路德·金（Martin Luther King, Jr., 美国黑人领袖）说过，"我们终于自由了，终于自由了，感谢伟大的神，我们终于自由了！"所以，活出自由人的样貌！我们期待明天早上再相遇。

（学员们热烈地鼓掌，欢呼。）

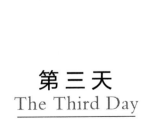

第三天
The Third Day

生生不息的场域

斯蒂芬：同学们，早上好！（大家都热情回应。）祝大家今天都有美好的一天。在英雄之旅的下一个阶段，我们将聚焦于生生不息的场域心智中运用的重要工具。

罗伯特：这种心智是通过多种不同心智间的交互关系而创造出来的。格雷戈里·贝特森说自我心智是存在于一个更大心智里的子系统。我们也说，自我心智本身就是一个场域，也是一个更大场域的子系统——有一种认知发生在自我心智之外。如果你看一下任何天才的伟大创造——不论是莫扎特、达·芬奇、迪士尼，或是爱因斯坦——那就好像他们触碰到一个更大的心智，他们会这样说："在创造这一切的人不是我，而是某些东西经由我体现出来。"

斯蒂芬：有人曾经问过伟大的俄罗斯舞蹈家尼金斯基（Nijinsky），"你为什么可以跳得这么高？"很显然，尼金斯基在他的年代就像麦克尔·乔丹（Michael Jordan）一般伟大——他可以跳的高度是科学家无法想象的、超越人类极限的。尼金斯基回答说："可以回答这个问题的人不是我，可以跳这么高的人也不是我。我不知道这能力从哪里来，你问我也没有用，因为在做这件事的人不是我。"

罗伯特：莫扎特说，"我无法强迫我的音乐出现。我可以让自己进入一个准备好要接收它的状态——在那种状态下，音乐自然流露出现"。他对于创造力过程的描述正是一种"愉悦的、梦想成真"发生的过程。

斯蒂芬：我们只是提出一个概念，所有的创造力都来自超越你意识心智的更大整体。如果你困在意识心智里，那你就无法发挥全部的创造力。

罗伯特：我们强调，不论是身体心智还是认知心智，你都可以有生生不息或死气沉沉，甚至衰败退化的不同版本，场域心智也是如此。我们指出可能发生在前两个心智的负面状况，同样也可能在场域心智中发生——你失去你的中正状态，导致负面结果。担任公司或组织顾问时，我一走进公司或组织就立刻感受到一种负面能量正在蔓延扩散。你们可能都感受过这样的场域，这并不是办公室的颜色或是建筑风格有差异造成的，而是公司或组织整体能量氛围的影响造成的。这种氛围可能是生机盎然的，也可能是压抑无趣的。

斯蒂芬：我们很容易在场域中失去自我。比如，成瘾的问题就是在场域中失去作为人的中正状态而迷失了方向。

罗伯特：或是我们之前提到的伊拉克阿布格莱布监狱的美军虐囚事件。你可能被困在一个充满恐惧、愤怒以及暴力的场域里，这会影响你的行为。所以，如果要在生生不息层面上运作，首先要打开一个有效能的流动场域，然后打开一个超越空间。这个超越空间存在着许多觉察，你可以与某事物同在，而不必过度依赖，成为事物本身。比如，体验在你身体周围的重要场域——我们称为"第二层皮肤"的精力充沛的觉察力。

斯蒂芬：为了成为完整的人，我们需要发展"第二层皮肤"。你出生时并没有"第二层皮肤"，它是在你的成长过程中逐渐发展出来的。孩子们没有"第二层皮肤"。当孩子们自由自在地玩耍时，一个陌生人突然走进房间里，会发生什么事呢？孩子们都呆住了。你们都见过这样的事情吧？当他们因陌生人的出现而呆住时，他们首先会往哪儿看？妈妈和爸爸的方向。家庭和社群，是孩子的"第二层皮肤"。

我记得，当我女儿三岁时，我带她去基督教青年会（YMCA）上游泳课。那是个中午，恰巧班上只有我一个爸爸，所以上完课之后我和女儿在男生更衣室淋浴更衣。我在更衣室的这一边，而我女儿在靠近门的那一边玩耍。整个更衣室只有我和我女儿。突然门被打开了，走进来一个彪形大汉。他看起来人很好，但是他很高大，带着一股强大的能量。他态度友善但嗓门很大地说，"你好啊！小女孩！你今天如何？"（学员们大笑。）接着情况更糟了。很自然地，我女儿佐伊，吓呆了，她带着绝望的眼神看着我。就像任何父母亲会做的，我告诉佐伊："没关系的，宝贝，爸爸在这里。"然后佐伊就跑过来，抱着我的腿，从我的大腿后面看着那个陌生人。（罗伯特跑过来，抱着斯蒂芬的腿，学员们大笑。）我们都见过这种情况，是吧？这就是一个我们称为"第二层皮肤"的例子。一个围绕在你身边的空间，让你可以被看见，但是不会感觉到被吞没或侵犯。这也是我们称为生生不息场域的一个例子。

罗伯特： 关于我们正在探讨的原型英雄之旅练习"在过渡原型里前进"，从"天真者"变成"孤儿"，从"烈士"变成"流浪者"，最终成为"勇士"和"魔法师"，在这趟旅程中我们需要发展"第二层皮肤"。这一层生生不息的皮肤不同于盔甲或是围墙。在生理皮肤之外，"第二层皮肤"可以提供和接收信息和能量。你通过你的皮肤去感受，通过你的皮肤去连接。而这层皮肤也是有选择能力的，它可以作为创造连接或是分离的一种过滤器。当然，生生不息的心智同时拥有这两者——与内在自我连接，同时也与超越的神性连接。

不久前我与一位男士一起工作，他是某知名国际科技企业的高阶主管。他负责的部门是整个企业全球范围内最赚钱的部门。我们聊到领导力，他说，对他而言，领导力就是把正向能量带到系统场域中的一种过程。不论是他的团队、他的企业，还是一场特殊的会议——他对待他的工作都会带入一种正向、活跃的能量。当然，要

做到这一点，你必须面对场域中某些无可避免的负面能量。你必须
有能力在一个场域中转化负面能量。他每天早上上班之前会坚持做
一个练习，他会让自己安定下来，想象进入自己的身体里，通过敏
锐的感知去感受自己一天的能量状态。他会创造掌心相对所打开的
一个美好能量空间。回家之前他也会做同样的事情，以确保他带着
同样的美好能量回家。

这位高阶主管要做到他自己所说的感知、设定并维持正向身体能量，
他必须要非常专注于我们称为"场域"的部分——包括他自己的场
域和环境场域。因此"第二层皮肤"的概念就显得很重要，因为在
充满挑战或是强度激烈的体验中总是会有压力和阻力存在。你可以
想象，对于这位高阶主管而言，他的工作压力以及在他周围的人都
需要他，这些都会吸取他的能量，将之耗尽并且变成负面形式。所
以，学习一些技巧来处理场域中的动力关系就变得很重要。

斯蒂芬：关于生生不息的场域意识我们做了一个重要区分——有两个层面的
　　　　场域。第一个层面是我们所处的有许多互动内容的场域；第二个层
　　　　面是后置层面，空无一物的境界，允许我们抱持并在其中运作的一
　　　　个有动力的场域。第一个层面是内容层面，第二个层面是背景层面。
　　　　关于第一个层面，我们总是在许多互动的情境和场域中运作。比如，
　　　　你身体的周围有一个场域，这间教室也是一个场域。

罗伯特：你与另一个人之间的空间也是一个场域。

斯蒂芬：你的个人经历是一个场域。你的家庭是一个场域。你所处的文化是
　　　　一个场域。你可能在治疗的场域里工作，可能在教练的场域里工作，
　　　　或是在商务场域里工作。你的国家是一个场域，就好像你的家是一
　　　　个场域一样。因此有很多互动的场域共同存在，我们在其中穿梭来
　　　　去。当然，不是所有的场域都同时活跃；有一个持续的活跃场域切
　　　　换，人生旅途的航行就在不同场域切换之间发生。

罗伯特：因此在一个时间点上，有很多不同的互动场域运作着。而第二个议题是运作的场域是生生不息的，还是静止不动的。一个场域可能是正向的也可能是负向的，这取决于在其中以及围绕在周围的人的状态。

斯蒂芬：第三个基本概念是在许多场域之外还有一个场域，一个超越任何内容范围的更大的场域。我们将这个场域称为生生不息的场域——"场域中的场域"，它抱持并且正面影响着运作中的一切场域。为了避免你觉得这样太过深奥无法理解，我们要说明合气道武术的一个基本原则——永远不要将目光放在对你的攻击（或你的对手）上。这是一个很实用的原则：如果你用暴力来对待暴力，你会被困住并锁定在以牙还牙的攻击里，而且很有可能因此被击败。

因此，当攻击朝我而来时——可能是一个人攻击我，也可能是一种负面想法，或是一个创伤回忆，或是一种从内在而来的恐惧感受攻击我——重点是，我会如何用我的注意力去回应？未受训练的头脑心智通常会锁定在负面的威胁上。（斯蒂芬用身体示范，他的身体紧绷、眼神紧张凝视，同时身体向后退缩。）在合气道里，我们称之为"把你的中正状态白白送给别人"。在那种状态下，我在攻击的场域里迷失了我自己。你们应该都体验过那种感觉——你只是被困住、锁定在问题里，忘了其他所有的事情，与自己的所有资源断开连接。因此，生生不息的场域是指，当你遇到困难或挑战时，通过打开你超越挑战的觉察力来对挑战做出回应。你让自己的感知觉察变得更宽广，而不是更狭隘。你打开一个比问题本身还要大的空间，所以你可以与问题同在，而不会被问题同化。这是我们工作坊下一个阶段的重要主题。

罗伯特：我们刚才提到，对于艰难挑战的一般反应是封闭起来，进入一种求生存的本能状态："战斗、逃跑，或待在原地"。你对于挑战的反应可能是退缩、切断连接、试着去控制它，或是消灭它。我们也提到，为了得到一个最佳的解决方案，你需要在一个超越问题的层面上运作。你需要为你的问题创造更大的空间，并且不受限于问题本身。在生生不息的身体层面，我们通过回到中正状态的练习来达成这个目的。在生生不息的认知层面，我们通过贵人的护持来达成。在生生不息的场域层面，我们通过打开、超越各种场域来达成。

斯蒂芬：作为开场白，我给大家带来一首关于生生不息的场域的美丽诗篇。这是古老印第安人的观点。对某些印第安人部落来说，森林就是一个最主要的生生不息的场域。森林是更深邃的心智，更深沉的智慧，更深层的才智。这首诗是戴维·瓦格纳（David Wagoner）所写的，诗名是《迷失》（*Lost*）。

　　静静站立。你眼前的大树和身旁的灌木都没有迷失。
　　你所在之处称为"这里"，
　　你待它必须像对一位可敬的陌生人，
　　必须获得许可来认识它，也让它认识你。
　　森林呼吸着。倾听。它正回答着，
　　我已在你四周创造了这个空间。
　　如果你离开了，可以再回来，说"这里"。
　　在乌鸦眼中，没有两棵树是一样的。
　　在麻雀眼中，没有两棵灌木是一样的。
　　如果大树或灌木无法引起你一丝兴趣，
　　那你一定是迷失了。
　　那就静静站好。
　　森林知道你在哪里。你必须让森林找到你。

斯蒂芬：有别于西方传统的思考模式，我们在这里探索一种先进的理念——宇宙的每个部分都有意识，意识事实上是创造这个世界所有形式和能量的生生不息的场域。意识的运作就像是一个合一场域，万事万物在这个场域中精妙地彼此连接。如果你从更大的场域中后退或者断开连接，你的麻烦就大了。因为很多事你无法自己独立完成。带上你的心智，同频并且连接到更大场域心智是非常重要的。

这让我想起一个故事，有一个犹太教大师穿着黑色长袍在城里走来走去，他的双手深插在大衣口袋里。终于，有一个人忍不住好奇地问大师："大师，你口袋里的双手藏着什么秘密？"大师把双手拿出来，每只手上各有一张小纸条。大师回答："这只是一个我经常做的小练习。"大师把右手摊开说："这边这张纸上写着，我是神，我是万事万物，我是宇宙。"大师接着摊开他的左手说："另一张纸上写的是，我不过是一堆尘土，我是如此渺小，尘归尘，土归土。"

那个人接着问："为什么需要两张纸？"

大师回答："是这样的，纸上两种陈述都是真的，但我想关键在于知道何时要用到哪一张纸。"

因此，与自己连接的同时与更大场域连接，是英雄之旅上的一个重大挑战。

罗伯特：这是一个你需要经常练习的技巧。我们今天会探索一些练习，重要的是，每个人都要找到最适合自己的那些练习。几年前，我见到了世界第二大船运公司的创始人。我们谈到了如何处理一个企业内非常棘手的问题。我问他："你怎么处理这种类型的问题？你做了些什么？"我预期他会跟我说一些复杂的分析性策略，然而他却说："事实上，我就只是骑我的自行车，问题就解决了。"因此，我很惊讶，我听到了一个我意料之外的答案，骑自行车是他每天的练习，通过他的身体心智参与其中，使他可以与自己的中正状态连接，打开、超越并进入一个生生不息的场域里。在访谈的后半段，我们又提到了另一个他的公司正在面临的棘手问题，我开玩笑地说："喔，我想你应该骑一下你的自行车来找解决方法。"

他摇摇头，一本正经地说："不是的！你没有办法用骑自行车来处理这个问题。你必须要去打高尔夫球才能解决这个问题。"（学员们笑了。）换句话说，这个创始人运用非常特殊的练习打开并超越那些问题场域。他把这些练习当作他事业成功的一个重要因素。

斯蒂芬：顺带一提，当我们做教练时，这是一个非常简单、重要的实际问题——

当你需要回到中正状态时，你会做什么？

这是一个非常简单的提问，你可以发现人们如何从他们的头脑里跳脱出来，进入一个更开放、更协调的场域。你接着可以用同样的体验过程，帮助他们打开一个生生不息的场域，在全然不相关的情境里探索一个充满挑战的问题。

罗伯特：对于一些人而言，这种练习是运动；对于另一些人而言，可能是读一首诗。这里我带来了一首关于打开和关闭场域的诗。这首诗是E.E.卡明斯（E.E. Cummings）写的。

> 去一个我从未旅行过的地方，欣然超越
> 任何的经验，你的眼神沉默了：
> 你最脆弱的样子如此真实地俘获了我，
> 我无法触碰，只因它们太靠近。
>
> 你至轻的一瞥轻易将我打开

尽管我心紧闭如同双手紧扣，

你温柔地一瓣一瓣地打开我，如同春天打开

（巧妙而神秘地触碰）她的第一朵玫瑰。

或者你想要关闭我，我和

我的生命将会美丽地、骤然地阖上，

一如这朵花的心跳，想象

雪，从四面八方谨慎地飘落；

我们在这世界所接收的，无一物能等同你

那极度的脆弱力量：它的纹理

带着国度的色彩驱使我，

在每一个呼吸之间，熬炼死亡与永恒。

（我不知道你关闭和打开的神奇力量从何而来；

只是我心中某个部分了解

你眼神的声音比所有玫瑰更深邃）

没有人，即使连雨也没有，拥有像你这样的小手。

罗伯特： 对我而言，这首诗非常美妙地演绎了一个场域打开和关闭的互动过程。同样地，你不会永远保持在你的中正状态里，你也不会对着场域永远保持打开。总是在打开和关闭之间有一个循环的韵律，而这是更宽广的生生不息的旅程中的一部分，一个自然的韵律进入内在与你自己连接，然后对外打开，与超越你自己的场域连接。通过这种方式，自我中心与集体场域找到平衡，彼此互补。

连接场域的练习

斯蒂芬：我们今天会做几个练习，让你体验一下生生不息场域，特别是如何感受到场域、创造场域、维持场域，然后充满创造力地将它们运用在蜕变性的改变上。第一个练习简单直接，我们带领大家做一个团体练习。这个练习的基础来自一些美好的文化传统。在传统催眠里，称之为"磁性手"技巧。在东方讲求身心一致的传统里，比如太极和气功，称之为"能量球"。

罗伯特：在这些不同文化传统里，气（chi）或是灵气（ki）是贯穿万物的生命力能量体，包括人类身体（就像电影《星球大战》里的"原力"）。因此在这些传统里，人们练习如何调频与这个精妙能量体一起工作，将之作为身体健康与智慧行动的绝佳资源。

斯蒂芬：当我们带领你做这个练习时，请不要认为我们要催眠你，或是你被动地受我们控制。把这个练习当作是你个人的"意识实验"。这是你的学习体验，你有全部的主导权。只是运用我们给你的教练技巧来帮助你探索自己更多的可能性。

罗伯特：为了使练习顺利进行，你需要放下你的自我意识，在你身体里发现另一个智慧体，它可以打开场域并引领你前进。如果要感受到场域并且与场域一起工作，那么你就无法通过使用你的意识思考和自我控制来达成。你可以把这想象成演奏乐器、艺术创作，或是有创意的思考——你必须与更深层的潜意识调频，让更深层的潜意识作为你的引导系统。你需要发展出一种意识的感知能力，因为这是体验一个场域的经验性基础。

斯蒂芬：我们请你只是去观察并支持你自己的深刻体验。在这些过程中，你既是一个观察者，也是一个参与者，这就需要你在全然专注和全然放松之间找到一个变动中的平衡点。如果你只是专注，却无法放松，精妙场域的体验就无法打开，因为你的紧张会困锁你的体验。你也有可能太放松了，就像你坐在沙发上看电视或坐在酒吧里喝酒。因此，你可以想象自己就像是伟大的运动员或是艺术家，拥有放松的专注力，对它如何帮助你向更深层的体验打开保持好奇。

罗伯特：关于这种平衡的另一个术语是"临在"。你身心的每个部分都要在场。要开始这个练习，先让自己找到一个舒服的位置。

斯蒂芬：当你适应好了安顿下来，让你自己开始调频到你的中正状态。找到最适合你的方法，放下一切烦忧，轻轻地回到你的中正状态。

罗伯特：这是我们常用的第一步。在你对场域打开之前，找到你的中正状态，因为偏离中正的状态会带出负面或是支离破碎的场域。

斯蒂芬：让你自己将觉察带到身体的每个部位。把觉察带进身体里，让觉察打开、超越你的身体。在合气道里，我们说："回到你的中正状态，打开进入场域。核心下沉，打开进入场域。掉入你的中正状态，打开进入场域。"

罗伯特：这样做，你会感觉很舒服，接地气，感觉你的脚底温柔地且牢牢地扎根大地，与大地连接。

斯蒂芬：当你探索这个过程时，你可以让我们两人的声音变成辅助性的。我们的声音可以在背景里陪伴你。

罗伯特：你最主要的注意力全然深入你的中正状态里。

斯蒂芬：当你这样做时，确保你的双手分开，轻松地放在你的大腿上。花一些时间，调频感受你的呼吸是沿着脊椎上下流动的……让你自己呼吸……向上再向下……很缓慢地……沿着脊椎向上向下呼吸。

罗伯特：你可以想象有一条细细的线轻轻地把你的头向上提，放松你的肌肉，伸展你的脊椎。

斯蒂芬：我们可以通过一个简单的步骤——"凯尔特十字架"，来做这个练习。当你安定一些，把你的双手放到你的胸前。动作要非常缓慢，就好像你没有移动你的双手，是双手自己在移动。然后当双手来到你的胸前时，让它们顺着你身体的纵轴（向上向下）打开。

罗伯特： 一只手向上延伸，另一只手向下延伸，就好像你正在打开某种东西。

斯蒂芬： 很缓慢地，再一次，就好像你的双手没有真正地移动，但事实是它们的确在移动。一只手向上延伸……沿着纵轴向上打开……沿着那条金色的丝线……沿着你的顶轮向上延伸……一路向上打开，直到天堂。同时，另一只手向下延伸……向下延伸……向下延伸……沿着纵轴向下延伸……沿着脊椎的通道向大地延伸、打开……当你的一只手向下延伸时，你可以感觉另一只手很缓慢地……向上延伸。

罗伯特： 你的觉知可以沿着纵轴一路向上，一直延伸到天堂。

斯蒂芬： 然后一路向下……沉入大地的中心……与此同时……沿着你的纵轴打开……通过脊椎的意识调频你所有的觉察。

罗伯特： 让你的双手打开十字架的纵轴，即意识的北与南，带着你的觉察感受天和地。

斯蒂芬： 然后当你准备好了，当你感觉你已经打开了纵轴……让双手回到你的胸前……开始向横轴打开……双手缓慢地触碰你的核心……就好像你的双手完全没有移动……事实上它们在移动。

罗伯特： 一只手向左边打开……另一只手向右边打开……缓慢地……带着韵律……重复地节奏。

斯蒂芬： 让能量流经你的指尖。感受能量从你的指尖向四面八方打开，延伸到东边以及西边无限远的尽头……右边和左边……意识的横轴……能量流经你，向东边和西边全然打开。

罗伯特： 展开……拉开……向着意识的横轴全然打开。

斯蒂芬： 开始延伸……沿着横轴延伸……到地平线的尽头……你的心智无止境地延伸……能量无限流动延伸……一旦你感受到那个横轴完全打开……你可以开始把双手收回胸前，切换到纵轴……向着纵轴打开……一手向上一手向下……收回胸前……再向着横轴打开……一手向东边打开，一手向西边打开。你可以让你的双手自由移动，感受一个更深层的临在苏醒。在很多文化传统里，将其称为"向四个方向打开"。让你的意识从你的中心……向四个方向打开。东……西……南……北。这非常美好，带着觉知……打开……打开进入场域……享受你全身肌肉全然放松的感觉。有一个比你全身肌肉更深的临在浮现。一股精妙的能量向上向下流动，向左向右流动……在四个方向上流动。

创造一个能量球

斯蒂芬： 在你打开的场域里，你可以试着去创造一个能量球。

罗伯特： 要做到这一点，你可以让你的双手在你的胸前掌心相对……

斯蒂芬： ……就好像你抱着一个能量球……一个由能量组成的带着心跳的球，正在脉动着……当你感觉双手在胸前延伸……想象自己双手捧着那个能量球……不要太紧……也不要太松……让你的双手放松。让你的肩膀放松。让你的手肘放松……只是去感受你与那个能量球同频。你可能发现这个能量球有精妙的能量。比如，你或许发现，当你吸气的时候，这个能量球变大了一些……当你吐气的时候，这个能量球缩小了一些。

罗伯特： 当你感受双手的脉搏时，你可以感受到能量球的临在……感受能量球空间里的临在……感受能量球周围空间的临在……同时感受到这一切。

斯蒂芬： 去发现你可以做哪些非常愉悦、精妙的调整，以使你变得更加同频……调频到阴性能量……一种接纳的体验、打开的体验，创造一个空间去抱持所有一切的体验……探索身体、心理所有的可能性……做一个意识的实验……更加同频共振……深化那个连接……吸气然后吐气。

罗伯特：感受你双手之间的能量，就好像它是从你的中心发出光芒。光芒从你的中心四散，通过你的双臂……通过你的双手……直到你双手之间的空间。

斯蒂芬：再一次，允许你的双手和手臂，依照它们自己的意识移动……给双手一个机会，很有创造性地……自主移动……不受大脑的控制。

罗伯特：享受那种独特生命力的感觉……你特有的生命力……你的能量。

斯蒂芬：你可能还在用以头脑为导向的注意力在做实验。当你导向你的注意力超越这个能量球……而球只是在你觉察的边缘，会发生什么事？当你再次同频到四个方向——东西南北——同频到"凯尔特十字架"时，又发生了什么事？感受那个能量球以及觉察的场域。你会很惊讶地发现，只要你改变你的注意力所在的位置，你的体验就会随之改变。只管让自己去探索一些不同的可能性。

罗伯特：你可以去觉察，当你开始思考一些东西，你的能量球会发生什么变化。它是不是开始消失了？是不是更难以感受到它的存在？但是如果你把你的临在通过身体全然带回来，从你的中正状态打开，超越你的身体，你可以感受到一个非常不一样的感知场域。

斯蒂芬：这个球代表了一个简单版本的场域……一个可以抱持许多不同体验的空间。当你开始带进某些特殊的体验时，场域会有什么变化，这是我们最好奇的地方。因此我们现在要加上另一个部分，我们要带入一股未经整合的能量到场域里。再过一会儿，我的声音将会切换……切换到一个未经整合的模式……我们会请你觉察，当你体验到那个未经整合的模式，你能量球有些什么变化。只是带着好奇心关注。我们会说……

（斯蒂芬切换到很生气、很有攻击性的声音。）我真的不知道这里究竟发生了什么事……我觉得这些都是胡扯……这些东西都没有意义。（短暂停顿，然后斯蒂芬切换回温和的声音。）注意到你的能量球有些什么变化吗？它消失了吗？还是变小了？是变得更冷吗？

罗伯特：还是变得更大或是更明亮了？

斯蒂芬：只是觉察你身上发生了什么事。这个例子是说明当你接收到未整合的模式，然后因为某些理由无法支持它们，你的创造力潜意识场域会如何反应。

罗伯特：接下来我们看看如果我们可以支持它们，会发生什么事。现在做一个深呼吸，让你自己释放所有的压力，让你自己与你的中正重新连接。让自己全然处于中正状态里。

斯蒂芬：再一次，你不需要执着于任何事物。你什么都不需要做，只要放松下来。再次感受自己的中正，然后全然地感受那个能量球。

罗伯特：感受那个能量从你的中正发散光芒。感受将能量球抱持在你手中……一种神奇的空间，可以抱持一切，可以护持一切。

斯蒂芬：感觉这个球就像一个能迅速恢复精力的、温柔的庇护所，任何需要疗愈的部分……任何需要蜕变的部分……都可以安全地吸收。很好。在身心合一的状态下呼吸，让自己同频到球的能量场域……过会儿，我们回到未经整合的模式……但是这一次，不要把你的首要注意力放在这上面。不要把你的注意力聚焦在负面声音上。相反地，把你的注意力优先放到能量场域上……如何抱持它，如何保持它的生命力，如何让它变得更加强大些。接着，感受负面能量被吸收进入能量球里，保持好奇去感觉这个球如何以一种给予负面能量一个安全空间的方式去吸收它……你是安全的……负面能量也是安全的。保持你对能量球外围，超越负面"问题"声音的广阔注意力。

罗伯特： 在积极回到中正的练习中，你学习了如何把某些东西吸收进入你的中正。在这里，你是吸收某些东西进入一个更大的场域中。

斯蒂芬： 探索如何让场域将它包覆……将这个场域作为安全的庇护所，既对你安全……也对你所连接的一切安全。让这个场域充满生命力。不要把你的心智交给问题。让你的心智在超越问题的生生不息场域里休息。

斯蒂芬： 好的，花些时间回到中正，调频到场域。很好……接下来我们继续。（斯蒂芬回到愤怒、挑衅的声音。）我无法忍受这些胡扯。这都是胡扯，一派胡言。没有所谓的"内在自我"这种东西。如果你问我的话，我会说这些人都疯了……啊啊啊！

（斯蒂芬停顿了一会儿，回到温柔的声音。）好的。注意到这一次你内在发生了什么事。呼吸……关注……学习。在那种情况下你有办法与那种能量连接吗？还能接纳它，吸收它，用一种不同的方式与它一起移动吗？这会让你的能量球变强一些吗？更亮一些吗？或是更大一些？你是否可以感到同情？好奇？更冷静些？这就是发展出一个生生不息场域可以为你做的事：让你感受到一种围绕你的深度觉察力，让你感觉到一个比正在挑战你的问题更大的临在。通过打开并维持场域的运行，你可以找到安全感以及与之同在所需要的技能，而不会陷入问题中。我们今天要做几个练习，帮助你如何去处理这一切，这是第一个。

在你回来之前，感受一下你与自己内在场域的关系。留意你刚才体验到的或学到的任何你想以后要牢牢记住的东西。如果出现了一个简单的承诺或誓言，一个你想要给自己的承诺，每一天，与自己更深的连接，与你生生不息大我的能量场域连接，那么，你们现在就这样去做吧。

罗伯特： 回想一下我之前提到的那个高管的承诺——承诺好好照顾自己，一整天都在个人能量场域里；如何觉察到它，如何照顾它，如何保存它，如何用它来帮助别人。当你准备好，我们想请你花几分钟时间……

斯蒂芬：……慢慢地回到这个教室里……

罗伯特：……允许你的双手回到这个教室里……允许你的双腿回到这个教室里……最后一件事，让你自己的全部临在都回到这个教室里。

通过临在进入场域心智

斯蒂芬：欢迎回来。希望你们都感受到为了同频到一个精妙场域，你必须找到延伸出去的能量和接收回来的能量之间的平衡。你试着找到阴与阳之间的平衡。这就是道，或是所谓的"宇宙"打开的地方——另一种体验生生不息场域的方法。

罗伯特：我们还要指出，这种场域对于你与别人的互动质量而言非常重要。你的临在、你的能量对于你的个案有独特的影响力。我们所说的是场域心智的概念，当你与某些人工作时会呈现出一种特定的体验性思想和觉察。这不是关于他们说什么或是看起来如何的机械性反应，而是一种对于"他们的能量"的特有反应。我们可以用一种正向的方式来使用它：我们可以打开一个生生不息的场域，让人们说出或是做出平常做不到的事情。他们可能会产生连接或是创造出很棒的点子，而这是当他们处于平常自我时无法做到的。可能会有某人对你这样说："我真的很喜欢我在你身边时的样子"，这与你们的共享场域有关。

斯蒂芬：在教练和治疗工作中，通常会有一个问题：究竟这个改变是来自教练还是个案本身。我们会说既是来自两者，又非来自两者：一个生生不息的改变是从场域心智里两者合作共创的关系中创造出来的。

创造力潜意识不是存在于个体内部，它是从一个超越个人的更大场域而来。这个场域让"两者之间的空间"允许从"空无之地"而来的创造力创造出一个全新而必要的东西。

但是矛盾的是，这个"超越"场域需要通过该场域的组成部分或所有成员来共同创造并维持。因此，你无法只是消极、被动地"交给场域"来完成此事。有时候你对于催眠也会有这种幼稚的想法，觉得潜意识要无条件地支持你、拯救你。你无法强迫、控制创造力过程的发生。再次强调，我们要试着找到阴阳之间的平衡，以便可以创造一个超越我们自己的东西，并且通过让它自然发生来保持它的活力、生命力。

我有时候称这种平衡的注意力为"埃罗尔·弗林原则（Errol Flynn principle）"。埃罗尔·弗林在屏幕上是无人能敌的剑客，在真实生活中他也是一个很厉害的剑客。有人曾经问他："埃罗尔，你是如何握剑的？"他回答："喔，这很简单。当我手中握着一把剑，我想象自己握着一只鸟。"如果你握得太紧（斯蒂芬发出挤压的声音），糟糕，鸟死掉了。（学员们笑了。）但如果你握得太松（斯蒂芬松开手，指着一只想象的鸟飞离他的手掌心），鸟就飞走了。你如何对待鸟，也以同样的方式对待剑。你如何对待剑，也以同样的方式对待场域以及其他生生不息的连接。我们的意思是，一种生生不息场域的体验是这种注意力平衡自然浮现的特性。只有当你同频到一种高质量的专注状态，它们才会被唤醒。

罗伯特： 这是通过你的临在产生的。

斯蒂芬： 好消息是你可以做到。每个人都有能力在生生不息的场域里带着创造力去感受和处理一切。

罗伯特： 我最近协助的一位女士，她在一个企业担任顾问。她会向公司里的场域打开，但是不会抱持和延伸她的中正。她陷入一种被动接受的状态，全然接纳万事万物，而工作环境中那些未整合的能量将她完全淹没，她被压垮了。她每天回家都感觉筋疲力尽。这使她来到了一个临界点，有天早上当她在浴室的镜子里看着自己，她无法认出自己的脸，就好像这个场域把她变成另一个人一样。所以我帮她做了一个练习，也就是我们接下来要示范给你看的练习——创造"第二层皮肤"。我们之前提到过，创造"第二层皮肤"是生生不息场域的一种形式，对你的英雄之旅至关重要。

斯蒂芬：　"第二层皮肤"让你被看见，而不会被伤害。

罗伯特：　他帮助你保持临在，又不会太脆弱，容易受伤。

斯蒂芬：　为了活出你的英雄之旅，你必须愿意并踏进这个世界，然后说，"我顶天立地地站着。这是我的真理。这是我的体验。"你可以把这件事做得多好呢？你会这样说吗（斯蒂芬转换到紧张不安的样子），"好的，这是我的真理……可能是吧……我想……可能……或许……是吧，还是不是？"（学员们笑了。）"或许我不会再提了。"（更多笑声。）当然，反过来是用力地敲打"真理"，想要告诉全世界（斯蒂芬转换成"硬汉"模式），"我说的是绝对的真理，有人反对我我就杀了他。"（学员们笑了。）再次强调，要说出你的真理，分享你的临在，需要一个平衡的能量场域，既不太松弛也不太紧绷。所以"第二层皮肤"让你安全地打开，带着自信进入这个世界，给予并接受你最深层的自我，让大家看见你是谁。

你的"第二层皮肤"

罗伯特：　人们经常会这样说："眼神会杀人。"或者说："那个人的眼神如刀。"这些都是能量攻击的描述。英雄之旅的一大挑战是，如何熟练地接纳这些攻击，正向地处理它们。我们在身体层面做过一个积极回到中正的练习，现在我们要在场域层面做类似的练习。我们要看看你在你的周围创造出怎样的场域，它如何影响你与这个世界的连接。有时候我看教练们在工作，我看见他们的能量场域主导他们的个案。我也会注意到，有时候教练的能量场非常虚弱，对个案而言没有施力点，感受不到教练的临在、同在。通过你与这个世界的交互连接而创造的能量场域，就是我们所说的"第二层皮肤"。

以下是我们将要示范的练习的重点整理。

> 练习：发展"第二层皮肤"

1.找到一个你感觉失控、迷失、遭受攻击的情境，可能是一个混乱或"黑暗"的场域（像是你感觉被某种负面能量攻击或捆绑，比如恐惧、暴力、抑郁、难过、疲惫等等）。你不需要联想到特定的行为、事情或表达。它可能只是你在情境中捕捉到的一种感觉。

2.在你前方选择一个位置，向前踏一步进入那个位置，把自己置于这个情境里，想象你现在就在情境里，你看见什么，你听见什么，你感受到什么。在你的内心列一份主观清单：你感受负面能量如何影响你？你感受到什么？有什么想法出现？

3.离开那个位置，从那个情境中出来，抖动身体，把那种状态抖掉。回到中正，让自己踏实落地，身体全然临在。摩擦你的双手，保持双手温暖、敏感。

4.双手掌心相对，距离几乎要碰到。把临在和觉察带入你的双手，并聚焦在双手的感觉上，让自己感觉双手掌心内有一股生命力能量存在。想象你的落地中正是一台能量发动机。想象从你的中正而来的能量流向你的手臂并穿过你的双手。感觉掌心相对的空间里，有一种临在的能量。

5.双手稍微拉开一点，大概八到十厘米远。保持双手的觉察，继续感受有一个能量场域存在于双手间。让你的双手靠近一点，再远离一点，来来回回，这会帮助你更好地感受到场域的存在。

注意：保持临在，感受你的身体。如果你的思绪飘走了，你不在当下，你将无法感受到场域。

6.持续感觉从你的中正产生的场域临在，缓慢地移动你的双手到某个姿势，就好像你即将拥抱某人。感觉就好像你在拥抱从你的中正和身体散发出来的能量场域。同时也要对你的双手手背和手臂上（在你的拥抱之外）的任何能量保持觉察。

7.在你的双手和手臂上感受那个场域，把它带到步骤一、步骤二里那个被困于艰难情境里的你的周围。想象你现在在雕塑、创造围绕着你的"第二层皮肤"。皮肤的比喻在这里很重要。它既不是盔甲，也不是一个力量场域。皮肤让你可以连接，同时有选择能力。身体的皮肤会保护你脆弱的内脏，同时也让你与周围的环境亲密连接。这层能量皮肤也会在场域方面发挥同样的作用。多花些时间确保"第二层皮肤"覆盖你全身每个角落，尤其是你最脆弱的地方（心、丹田、喉咙等等）。

注意：如果你觉得有帮助，你可以加入其他的意象系统（如想象"第二层皮肤"是个能量场域，或是某种特别的光）。

8.踏进那个被"第二层皮肤"包裹的位置，用你的双手确保可以感受到这一层能量皮肤包围着你。同时感觉到既安全，又有选择能力，可以与周围环境连接。当你再次体验问题情境，留意这次有什么不同。

9.想象下一次你在那个问题情境中时，你会在"第二层皮肤"里迈向未来。

与伊娃一起做示范

（伊娃自愿当个案。）

罗伯特：嗨，伊娃。欢迎走上你的英雄之旅。在开始练习之前，我想请你稍
微谈一下你面临的挑战情境。

（伊娃看起来有点焦虑，紧张地笑了笑。）

斯蒂芬：好的，很好，所以能量场的第一部分是有点紧张。你是否可以让自
己花一分钟时间保持焦虑呢？（学员们笑了。伊娃稍微放松了一
点点。）

罗伯特：为了在这个层面上建立亲近关系，有时候我们做的事情之一便是进
行能量反射，以便我们双方的场域可以同频到彼此。伊娃，我想邀
请你，让我们面对面，把双手伸向对方，不用触碰，但能感受到彼
此手中的能量。（罗伯特和伊娃双手相对靠近，但没有触碰到。）

我接着要做的是，感受你的能量，像镜子一样反射它、接收它，并
支持它。（罗伯特和伊娃开始探索他们俩人之间双手的能量连接。）

有一点很重要，我的能量与你相比不能太强，也不能太弱，刚刚好
连接、融合、接收和反射……这样很好，谢谢你……你也可以感受
到我的能量……像镜子反射我的能量一样……是的，这就对了……
我们可以开始感受有一个场域在我们之间打开，它可以一直在这里，
就算我们转身面对学员。当我们一起探索这个过程时，有个良好、
舒服的场域存在，我们可以置身其中……当你准备好，跟我们分享
一下你感受到了什么。

伊　娃：（看起来很安定、很中正。）当我们这样做时，我想起我做过的一
个很棒的项目。我在一种充满创造力的催眠状态里——非常的棒。
我在催眠里很快乐……（微笑。）就像我比任何时候都了解我自
己——我是谁，我想要什么。对我来说，那是个很美妙的时刻。当

我试着用语言把这种经验分享给其他人，我发现非常困难、很困惑。（有点紧张地笑着。）

罗伯特： 是的，我听见你说的。

伊　娃： （感动。）没有人了解我。他们担心我，带我去看医生，结果我住院了。一开始我觉得还好，因为我找到了我自己。我知道我是谁。我给自己一些时间。我接受我的挑战。我表达了我自己，就算没有人了解我。过了一段时间，情况变得更加艰难，我开始感觉迷失。（看起来很伤心。）我开始失去力量，我开始怀疑自己。每个人看着我就像是我有问题。我觉得他们不了解我，那我为什么还要表达我自己呢？因此我开始感觉自己没有价值，觉得我没有能力回到现实生活中。（开始哭泣。）现在我再次感觉完整。但过去那种不好的感觉，依然还在我心里……这就是我想要处理的事情。

罗伯特： 是的。你在一个非常强而有力的英雄之旅中——将你的天赋带进这个世界，也知道有些人或许不了解你。我几乎感觉到有一刻你真正成为你自己，之后你与别人的连接消失了，只与你自己连接着。而如果有其他人在那里，你又失去你自己。这非常有趣。

小孩子也要学习这一点。如果我全然地展现我自己，我可能会打搅、伤害、干扰、挑战，或弄糊涂我周围的其他人。所以你拥有"第二层皮肤"非常重要，它允许你抱持你自己，做你自己，同时可以与别人连接。因此你可以感受自己的天赋，同时与别人分享。

斯蒂芬： 我只是想指出，伊娃描述的这一系列情况，就英雄之旅而言非常典型。这通常都会发生。也就是说：英雄开始感受她的生命召唤，把她自己带到这个世界。这会有短暂的片刻美好，然后她就会遇见"恶魔"。"恶魔"会做它该做的事——它会破坏英雄的场域，然后伊娃掉进负面的、退化的催眠状态里。但她坚持回到这个世界，响应生命召唤，更了解自己，在这个世界里分享她自己。所以我们真的想要赞赏的是，她深入地走在她的英雄之旅中。这会让我们开始感到好奇，当她再次遇到那些可能出现的"恶魔"时，有哪些资源可以帮助她保持与自己的中正以及她的生生不息的场域连接。

罗伯特：这是一个非常基本的概念——你的觉醒并不总是用一种别人能理解的方式呈现。全然成为你自己，同时又与别人同在，这是一个很有趣的挑战。你不想因为你说出自己的真相干扰到别人，而被惩罚，或被关进医院里，是吗？所以我如何在与其他与我不一样的人接触时，或者在一种感觉与我不同的文化里，做我自己并坚持自我？这不是放弃自己，或是消极地投降。

斯蒂芬：我们必须接受一个事实，这个世界上的确有很多人和实物并不想让你觉醒。（带着微笑看着伊娃。）知道这一点不是太棒了？（伊娃笑了。）

但他们也不想让罗伯特觉醒。我希望你能够接受罗伯特叔叔和斯蒂芬叔叔作为守护者，在英雄之旅中给你支持。（伊娃又笑了。）

罗伯特：再一次强调，关于任何种类的"皮肤"，最重要的是它允许我与别人连接。我必须能够与其他人连接，同时也有所选择让什么东西进入我心里。因此让我们找一个最近的情境，你最近何时发现自己因为别人的眼光而消失了。让自己感受那个过去的片刻，向前一步踏进那个情境，再次真实地感受一下。（罗伯特指着伊娃前方的位置。）

（伊娃向前一步，闭上眼睛，感受那个体验。）

首先觉察发生了什么。将你自己置于那个情境里……觉察在那个情境里你身体感受到什么。（伊娃看起来垂头丧气。）你在身体的哪里感受到什么？有什么感觉？

伊　娃：我的身体在颤抖。我不想活了。我觉得自己一事无成。

罗伯特：是的……

伊　娃：（轻声啜泣。）我一无所有。我所梦想的一切都很疯狂。万事都没有意义，我感觉被拒绝。

罗伯特：伊娃，请觉察那股淹没你的能量。让你自己觉察到把你放在这个位置上的那股能量。你感觉它是进入了你的身体，还是围绕在你身体周围？

伊　娃：感觉它正在压碎我。

罗伯特：是的，压碎你……从头顶？

伊　娃：是的，从头顶来。

罗伯特：觉察到这股能量从你身体之外而来，这一点很好。现在我想邀请你离开那个情境，站回你原先的位置，彻底脱离那个情境，全然放下。（伊娃后退一步，睁开眼睛，深呼吸，擤擤鼻子。）

好的，欢迎回到教室。（对学员们说）你们可能都曾经在那个情境里，感觉被压碎、压抑，被别人的批评和拒绝淹没。这就是我们说的一个负面场域，在那里你受到负面信息的影响。她的感觉都是来自负面信息的影响。正向支持信息是："你存在。我看见你。你很有价值。你是独一无二的。你有东西可以给予。你是受欢迎的。"你们可以注意到，在伊娃的情境里，完全相反的信息出现了："你不存在。你不值得存在。你以为自己是谁？你一点也不特别。你不算数。你帮不上忙。你不受欢迎。你死了或许比较好。你最好不要在这里。"这是与正向支持相反的状态。

伊　娃：我不觉得他们实际上想要否定的是我。就好像只要我不承认自己的价值，他们还是愿意我在那儿。他们不是对我生气，而是讨厌我认为有价值的东西。就好像他们想要我放弃我所有的价值观。但是没有了这些东西，我就没有力量，也不快乐了。

罗伯特：是的。

伊　娃：它不是反对我作为一个人，而是反对我信仰的一切。

罗伯特：阿尔伯特·爱因斯坦曾说过："伟大的灵魂总是会被平庸的心智反

对⋯⋯包括我们自己的心智。"（有些学员笑了。）

斯蒂芬：用场域的语言来说，伊娃描述了她如何掉进别人的负面场域里。因此我们在这个练习中要探索：你如何同频到自己的生生不息场域，而不会掉进别人的负面场域？因为这个世界到处都是负面场域。

罗伯特：你在这里所看到的，正是相反于艾瑞克森学派的方式。艾瑞克森强调包容与接纳存在的一切，我们可以支持和整合它。伊娃得到的正好是相反的信息。"好起来。克服这些事情。你必须除掉这些垃圾。你要丢掉这些东西，然后就会好起来。"艾瑞克森并没有对那个自认为是耶稣的人说，"你必须要除掉那种想法，然后才会好起来。"因此，支持是关键，一切都从自我支持开始。

（对伊娃说）现在发生的重要情况之一是你对某种东西保持高度敏感，斯蒂芬称之为"异形"，我叫作"想法病毒"——一种外来的负面想法，占据你的头脑，把你淹没其中。然后你就再也看不见自己。你觉得是这样吗？（伊娃点头。）所以我觉得对你有帮助的是，我们如何帮助你创造"第二层皮肤"，允许你与自己连接，同时对世界打开。斯蒂芬和我会做你的支持者和守护者，但首先你要支持你自己。

伊　娃：好的。

罗伯特：（温柔的语气。）我们想要你回到中正，落地踏实。斯蒂芬和我也会这样做，跟你一起做。（停顿一会儿。）当你准备好，把你的双手带到胸前，掌心相对⋯⋯感觉自己的力量⋯⋯你可以对自己说一些简单、正向的支持话语：我存在。我是存在的。我有价值。我是独一无二的。我可以对社会有些贡献。我属于这里⋯⋯将这些信息呼吸进来。当你准备好⋯⋯

斯蒂芬：⋯⋯你可以让双手向前延伸⋯⋯

（伊娃延伸她的双手。）

⋯⋯让你的掌心相对⋯⋯我们现在开始同频⋯⋯当你放松，感觉双

手之间的能量……感受到有一个简单、深刻的疗愈临在……本来就
在你的身体里……开始让能量流到你的双手之间。

罗伯特：一股可以支持你的天赋……同时疗愈你的创伤的能量。

斯蒂芬：一股你的思考背后的能量……你可以允许它发展，用它来滋养……
围绕在你身体周围……感受内心最深处的完整性……你现在是否可
以感觉双手之间的能量？

伊　娃：（点头。）是的。

斯蒂芬：很好。

罗伯特：再过一会儿，伊娃，我们请你围绕你的身体移动你的双手，创造
"第二层皮肤"……不是真的触碰你的身体，而是打开围绕着你身体
的场域……开始允许一个能量身体轻轻罩住你的肉身。

斯蒂芬：当你准备好，慢慢地、非常温柔地、非常慈爱地移动你的双手……
在你的身体周围创造"第二层皮肤"……让你自己开始塑造"第二
层皮肤"。用你双手之间那股有爱的、深刻的、绽放光芒的能量……
开始在你的肉身周围创造一个美好的光晕。

（伊娃开始缓慢地移动双手到身体周围，塑造一个能量场域。）

很好……非常好……一个绽放光芒的能量壳开始在你肉身周围苏醒。

罗伯特：你可以运用你的双手……包覆你的头，一直到脚，全方位地移动，
以便这股能量真正包围你。

斯蒂芬：这样很好……就是这样……这就对了。

（伊娃深刻地感受，双手很缓慢地在身体周围移动。）

罗伯特：你的双手会凭直觉知道要离你的身体多近，或是"第二层皮肤"要
离多远。

斯蒂芬：这样很好啊……为自己创造一个生生不息的空间……这样很好……
这就对了。

罗伯特：确保双手也在你的身体后面打开了一个空间。

斯蒂芬：这真是一件很神奇的事情……不是吗……你的深层的内心智慧有她自己的心智……可以帮助你感受安全地打开身体周围的生生不息的空间……一个疗愈空间……一个安全空间。在你周围创造一个保护场域。

罗伯特：你甚至可以确认它是一路向下到你的脚。感觉你的双腿与双脚，被"第二层皮肤"保护。

斯蒂芬：这样很好……这就对了……感受每个人与生俱来的权力……体验一个镇静而中正的深层空间，一个未来的安全空间。

罗伯特：在你身后的场域……让你自己也塑造那个部分。

斯蒂芬：这样很好……这就对了……神奇的"第二层皮肤"……一个深沉保护的场域开始在你周围苏醒。

罗伯特：（对学员们说）作为教练，我在留意她的双手在哪里塑造，看着她在哪里、如何创造"第二层皮肤"。同时，我也会同步她的双手正在做的事。（罗伯特双手在伊娃周围移动，保持离伊娃一定距离。）当我感受到她的"第二层皮肤"，我会试着强化它，与它融合，深化它。

斯蒂芬：这是属于你的独特空间。

罗伯特：当我这么做的时候，我就是在支持它。我没有试图加入任何东西。我不是加入我的能量——我只是响应伊娃的"第二层皮肤"。

斯蒂芬：只是为你自己。

罗伯特：我在支持她的"第二层皮肤"。我看见它。我接纳它，将它反馈回去。

斯蒂芬：学习如何全然信任你自己有疗愈能力的身体……这样很好……把自我智慧呼吸进来……这就对了……这样很好……感觉自己在一个美好的地方……被一种温柔的清澈与宁静包围着……有时候觉得它像一个保护罩……有时候像是一层面纱……有时候像一阵共鸣……在你周围有一个空间，在里面你可以自由行走。

罗伯特：（温柔地对伊娃说）在你周围有一个空间，你可以感受外界正在发生什么事，同时保持冷静。

斯蒂芬：这样很好……这样太棒了……

罗伯特：感受那些自爱的深层信息……我存在……我是独一无二的……我有东西可以分享……我属于这里。

斯蒂芬：从那个地方……你可以感受到其他临在……其他人……在一个适当的距离……足够远以使你感觉安全……足够近以使你感觉有连接……好好享受向你的内在智慧学习，在一个适当的距离去感觉其他临在……在那个情境里的其他人。

罗伯特：当你感知到适当的距离……感觉"第二层皮肤"……你可以学习与自己连接，同时感受其他人，感受其他能量……在你保持与自己内在连接的同时……与他们建立密切关系。

斯蒂芬：……去发现那个适当的距离。

罗伯特：允许那些适合被释放进来的部分，进来……

斯蒂芬：……以一个适当的距离。

罗伯特：发现你的"第二层皮肤"如何过滤什么东西进来，什么东西出去……

史蒂芬：……以你与其他人之间的适当距离。

罗伯特：有选择的。

（伊娃做个深呼吸，表示告一段落。）

斯蒂芬：这很好……这就对了……做一个整合的深呼吸……一种甘甜美妙的疗愈感和完整感。

罗伯特：当你准备好，伊娃，你可以带着这个生生不息场域的"第二层皮肤"，再次踏进那个情境里……让自己在这个能量场域中获得指引和保护。

斯蒂芬：你可能感觉……一种令人好奇的方式……是这个生生不息场域引

导你……你只是跟随那个场域、那个空间里更深层智慧的引导前进……你的"第二层皮肤"的保护……你可以让"第二层皮肤"成为你的引导系统。很好。

罗伯特：你可以进入那个位置，同时保有你自己的空间。不管你在哪里，你都有自己专属的空间。

斯蒂芬：当你准备好……你可以让自己前进……现在带着能量场域的临在……这一次留意不一样的地方……你的首要注意力放在"第二层皮肤"。

罗伯特：向前踏一步进入英雄之旅的下一个阶段。

（伊娃向前踏一步。）

斯蒂芬：把主要注意力放在你与自己的中正以及你的场域的连接。你可能需要用你的双手在任意位置去感受正在运行的生生不息的场域。

罗伯特：当你全然感知到内在的连接以及你周围的连接，你也可以在你的觉察中感受到在那个情境里的其他人。

（斯蒂芬和罗伯特停顿了一会儿，让伊娃探索那种体验。她看起来容光焕发、祥和平静，与第一轮时完全不一样。）

斯蒂芬：这样很好……这样很好……不论你连接到什么，那都很棒……当你与自己连接，留意哪些人可以由始至终在那里。

罗伯特：但你在这里……跟你自己一起。

（伊娃点点头，脸上露出温和的笑容，看起来仍然光芒四射。）

斯蒂芬：由始至终在这里……和你自己一起……和你自己的场域在一起。

罗伯特：带着你自己的能量……去迎接其他能量……保持中正……发现你可以跟他们中的一些人靠近一点，而与另一些人远离一点……留意如何做对你的"第二层皮肤"才是最好的，让自己与"第二层皮肤"更加同频。

（伊娃做了一个深呼吸。罗伯特和斯蒂芬都很安静，给她一个空间去整合。然后罗伯特用一种比较清醒的声音说话。）

罗伯特： 那么，我很好奇。在我们旁观者眼里，你看起来焕然一新。

斯蒂芬： 你不但看起来焕然一新，你周围的空间，整个教室也都感觉非常不一样。（那些一直在深深支持的学员纷纷点头。）

罗伯特： 当你准备好，我们想邀请你把那个与你同在的临在一起带回这里。

（伊娃恢复清醒。她看起来很感动，散发光芒，心胸开阔，眼角带着泪水。）

看起来你刚才经历了一种神奇的体验。（伊娃点头。）让你自己保持与自己的连接……感受来自所有学员们的、从你生命里出来的所有神奇的能量……他们不是你……但你可以与他们的能量交流，并且在这个过程中做你自己。

（斯蒂芬注意到，学员们们看起来很感动，邀请伊娃看看这些学员们。）

斯蒂芬： 顺带一提，你可以花些时间看看教室里的所有人，这或许很有趣……看看这些人，他们的眼神和心在告诉你什么。

（史蒂芬温柔地引导伊娃注意到学员们。她被深深地感动，并且非常惊讶于大家临在的深度。）

你看见什么了？

伊　娃： 爱……我看见人们心中的爱。

斯蒂芬： 真正去感知所有这些，看看他们回馈给你什么……因为你从他们身上看见的……是你。他们正在与你感同身受。

（伊娃泪水盈眶，看起来很开心，有点惊讶。）

罗伯特： 你可能会说，"天哪，这是整个会场最棒的位置！"（学员们笑了。）

（温柔地对伊娃说）很高兴看见你……感受你的临在。欢迎回家……真的很高兴看见你！

（罗伯特和伊娃拥抱。）

斯蒂芬：更棒的消息是，任何时候当你想要回到这个地方，你只需点三下双脚脚后跟，然后说"回家的感觉最棒了"。（伊娃笑了。）

家是最美的风景……全世界没有比家更棒的地方了。

（斯蒂芬和伊娃拥抱。学员们报以热烈的掌声，许多人热泪盈眶。）

罗伯特：就像我之前跟你说的，你也可以选择要不要让这股能量进来。愿你继续学习这种神奇的能力——与自己在一起，同时也可以与别人连接。愿你继续成功地走在英雄之旅的道路上。（更多掌声。）我们停在这里，可以吗？伊娃。

伊　娃：是的，太棒了。

罗伯特：谢谢你与我们分享这部分旅程。我很好奇，你是否可以分享一下，与你"第二层皮肤"在一起的体验像什么。

伊　娃：最大的差别是，我感受到在我的空间里多么地中正和完整，特别是当你让我想到其他人时。过去，当我感受别人的能量时，就好像他们直冲我而来，对我造成很大的影响。我感受到他们的焦虑、他们的恐惧，这真的很困扰我。但是当我感觉到自己的空间时，流经过我的是，他们想要我感觉好的愿望。我可以感受他们的正向意图，他们的好意，但是所有的恐惧、焦虑、绝望——这些东西都留在了外面。我可以看见它们。可以看到它们在别人身上，但它们没有影响我。它们也不会搅动我的任何情绪，因为它们不是我的一部分——那份绝望不是我的。

罗伯特：这是非常棒的觉察，别人的能量不是你的。他们有他们的能量，你有你的能量。这是"第二层皮肤"可以帮助你了解的——什么是你的，什么不是你的。愿你在英雄之旅中继续了解这个重要区别。

斯蒂芬：（微笑。）愿原力与你同在，年轻的天行者。

伊　娃：（笑了。）非常谢谢你！

（在学员们的掌声中，伊娃走下台。）

罗伯特：现在找一个伙伴，一起做这个练习。

斯蒂芬：首先，找一个会让你掉进负面场域的情境。踏入这个情境，感受一下发生了什么，然后走出来。之后，回到中正，落地，同频到"第二层皮肤"的能量场域。最后，再次踏入那个情境，这一次要带着"第二层皮肤"。这些就是基本步骤。

罗伯特：作为教练，你的角色是帮助你的伙伴创造"第二层皮肤"。你处于一个支持者的位置——支持者的主要目标是看见并祝福。不是修理或拯救，而是祝福、反馈和支持。如此做，你的临在就成为你最重要的资源。我们建议，在练习开始之前，和你的伙伴面对面，两人伸出双手，掌心相向，但不碰触彼此。在场域层面通过感受彼此的能量，创造一个紧密连接。（罗伯特和斯蒂芬示范如何感受彼此的能量。）

我在 NLP 的练习中常常看到，人们认为他们已经在紧密连接里，因为他们在身体动作上模仿彼此。然而，如果彼此能量不同频，就会错过另外一个层面的连接，会造成很大的差异。

斯蒂芬：我们说的是通过同频，平等地给予与接收。我给予罗伯特我的能量，我同等地接收罗伯特的能量。我试着要找到平衡点。

罗伯特：而且你是在一种中正状态下这样做的。这很像积极回到中正——如果我不在中正状态下，有人推我一把，然后我又推回去，这就是力量相撞，会耗尽我的能量。

斯蒂芬：当你保持在中正，并且感受彼此的能量，这就会是很愉快的体验。这会让你不再执着于头脑里，从而进入关系场域的心智状态。

罗伯特：首先，要同频彼此的能量。然后，当个案在塑造他/她的"第二层皮肤"时，教练可以通过感受对方能量、回馈能量来支持个案；就像给予外在的"第二层皮肤"。（斯蒂芬开始塑造他自己的"第二层皮肤"，罗伯特跟随着斯蒂芬的节奏，给予能量上的支持。）记住，你不是为你的伙伴创造"第二层皮肤"——我不是替斯蒂芬这样做。我是接收他的能量，然后回馈给他，尊重并祝福他正在展开的临在。

斯蒂芬：如果你要做好这件事，得到对方的允许很重要。你可以简单地问："我是否可以通过强化你的'第二层皮肤'支持你？"然后注意对方的语言和非语言回馈。如果当你的手靠近时，对方身体退缩了，这就是很明显地告诉你不要这样做。你想要去感受我们在合气道里所说的"间（ma-ai）"，翻译过来就是"适当的距离"——够近可以连接，够远可以彼此尊重和给予空间。你要寻找和尊重每一刻连接中的适当距离。不论是在这个练习中或是其他练习中。

罗伯特：所以在一开始找到彼此能量同频是很重要的。这会帮助你们两人与关系场域同频，让场域抱持并引导你们前进。你们可以闭上眼睛，但仍然能够感受到这个空间。用这种方式找到与你的伙伴以及你自己连接的最佳方式。

原型能量：温柔、刚强、顽皮

斯蒂芬：我们希望这个练习与前文的"创造一个能量球"的过程一样，给你一个生生不息的场域的感受，是一个空无一物的空间，在其中你可以接纳万事万物，与之同在，不用成为它。

如果关于生生不息的场域的某些语言听起来有点深奥，我们对此表示抱歉。当我们谈论任何生生不息的层面时，语言都会变得非常笨拙，因为我们谈论的是一种体验性的情境，而不是"具体东西"。因此，我们听起来像是来自加利福尼亚州的怪人，事实上我们也是来自加利福尼亚州。我们的重点是，当他们在说生生不息场的域层面时，每个人都像是来自加利福尼亚州的怪人！（学员们笑了。）在这个工作坊里，我们经常使用比喻语言，这是为了阐述某些超越文字语言局限的东西。

罗伯特：就像我们在工作坊一开始说的，跟这个场域相关的语言会是充满诗意的。比喻是一种比字面意思更深刻、更基本的语言。

斯蒂芬：我们现在要示范关于场域的另一个练习。这个练习是把目标或问题带进能量球，然后绕着球旋转，从不同的角度去看挑战，同时把不同的原型资源加进能量球里。

以下是这个过程的步骤整理。

> 练习：能量球与原型能量——创造蜕变的未来

1.找到蜕变的目标（要改变的问题/要创造的未来）。

2.回到中正，发展能量球。

3.把目标带到能量球中，对能量球及超越能量球的范围保持第一注意力。

4.第一个循环：绕着球缓慢地走，把温柔带给能量球中的自己，并且留意不同角度新的可能性。

5.第二个循环：缓慢地绕着球走，把刚强带给能量球中的自己，并且留意新的可能性。

6.第三个循环：缓慢地绕着球走，把顽皮带给能量球中的自己，并且留意新的可能性。

7.第四个循环：缓慢地绕着球走，把三种原型资源混合，并且留意新的可能性。

8.整合：让所有的体验整合进入一个新的"身份曼陀罗"。

9.感受新的模式出现，把这些东西带到未来的想象中。

10.感谢自己，宣誓，承诺。

11.恢复清醒，讨论。

斯蒂芬：第一步，守护者（教练）协助英雄找到一个蜕变的目标。目标通常可能有两种。第一种是你想实现的未来梦想。比如，可以是"我想写这本书"，或是"我想要一段亲密关系"，或是"我想要赚更多钱"。让自己感受现阶段你的生命召唤是什么。选择一个与你的中正产生共鸣的目标。

罗伯特：这是你英雄之旅的第一步。

斯蒂芬：第二种目标，在某种意义上说与你渴望的未来互补，是改变你讨厌的现状。也就是，"现在我生命里有些问题，我想转化它们。"

罗伯特：我想要疗愈某个部分。

斯蒂芬：我跟我爱人现在关系很不好。

罗伯特：我在工作上困难重重。

斯蒂芬：我困在一种情绪的创伤里。

这些都是你讨厌的现状，也可能是蜕变的目标。所以你可以选择你想要创造的未来，或是你想要改变的现状。感受一下哪个对你来说最有共鸣。

罗伯特：我们在NLP里讲，要么"远离你讨厌的现状"，要么"朝向你渴望的未来前进"。

斯蒂芬：一旦找到目标，你会回到你的老朋友——能量球那里。教练会帮助个案回到中正，同频到能量球。一旦个案表示这件事做到了，教练会请个案把这个蜕变目标放进能量球中。换句话说，把你的正向意图带进生生不息的场域里。这会带来两个层面的体验：一个是你在处理的内容，另一个是抱持它的场域。

这个练习的主要任务是保持场域的活跃。这比关注场域内的东西更重要。

当生生不息的场域被激活，好事就会发生；当它僵住或是抵触了，坏事就会发生。我们不能把它解释得比这更简单了。

一旦目标在能量球中，教练会请"英雄"开始绕着球做一系列缓慢的旋转。因此，你要站着，捧着能量球，缓慢地绕着球走。大部分人做这个练习时会闭上眼睛。当你绕着圆圈走，你会从许多不同的新视野去感受那个挑战，有时候会停下来，从一个全新的角度看事物。但是当你绕着球走，你也会把新的资源带给球里面的自己。我们今天要带进来的资源是温柔、刚强、顽皮。

罗伯特：这三种资源是成功完成英雄之旅必需的基本资源。这些是"原型能量"，也就是说这些能量、模式是来自古老的意识，是世世代代流传下来的祖先经验，这些经验教导我们如何做人。第一种基本原型资源是温柔。

斯蒂芬：如果你想要活出英雄之旅，如果你想要做生生不息的护持，如果你打算迎接生命中任何深层的挑战，你需要与温柔连接。它会允许你感动别人，被别人感动；安抚别人，也被人安抚；安慰别人，也被人安慰；感受到同理心，感受到敏感；等等。你妈妈可能曾经告诉你，作为一个人，要是没有这些能量，你可能无法获得成功。（学员们笑了。）所以第一圈绕着球走（斯蒂芬开始捧着一个想象的球，绕着球走），你会看见在球里面有什么，创造一个空间给温柔，对它保持好奇，带着温柔很柔和地做这件事。不要急，很缓慢，很缓慢地做。留意当你在能量球里面带给自己温柔，这会如何改变你的体验，改变你对负面情境的反应。

一旦你完成第一圈，教练可以建议你做一次整合的深呼吸，然后开始第二圈，这一次带入正向刚强资源。

罗伯特：就像我们提到的所有能量，每一种原型模式都有阴暗面和光明面。因此，负面的刚强，或是失去中正的刚强，就像攻击、暴力等等。

正向的或是回到中正的刚强，就像充满决心、坚定……

斯蒂芬： ……力量、勇气、承诺……

罗伯特： ……清楚界线……

斯蒂芬： ……一个很棒的"废话侦测器"，看透游戏和诱惑……

罗伯特： ……保护生命，你自己的以及别人的。

斯蒂芬： 这些是正向刚强的重要特质。要完成任何重要任务，你必须极度投入——一种深度、强烈的专注。这是一种正向"勇士"的能量。在合气道里我们会问，你会怎样握住一把剑？也就是说，你如何将所有的生命能量汇聚在一个点上——你的中正——然后通过你手中的武器连接，送到这个世界，并且持续将其从放松、专注的中正送出去。你从你的中正带出承诺和正向意图——这就是正向刚强。如果你有负面刚强，你会是紧绷、堵塞的，还可能会很生气，然后会和许多事物冲撞，被阻止，无论如何都没有好下场。

罗伯特： 可能会引发对你的攻击。所以，你要把正向刚强能量带到你的情境里。

斯蒂芬： 一旦你完成第二个循环，教练邀请你做一次整合的深呼吸，然后开始第三个循环。

罗伯特： 在第三个循环，你会把顽皮的原型能量带给能量球中的自己。

斯蒂芬： 你妈妈可能告诉过你：要成功走过英雄之旅，绝对需要你非常顽皮！这里有多少人的妈妈会告诉你这个？（很多人笑了，但是没人举手。斯蒂芬笑了，露出顽皮的眼神。）好吧，她们真应该这么做……（学员们笑了。）人生太严肃了，我们不能没有幽默感！

罗伯特： 要拥有生生不息的状态，你不能只有严肃。你必须学会玩耍。如果这件事情真的很严肃，你必须不要太严肃地看待它。否则你最终会陷入狭小的、压迫的场域中。顽皮意味着创造力，带来新的观点，跳脱框架思考。

斯蒂芬： 顽皮意味着流动、善变，用许多不同的方式感知事物。当我为个案做治疗时，在会谈过程中我常常会看到对方很多时候变得太过严肃。你可以注意到一些常见的身体信息——肌肉紧绷、眉头深锁，像是情绪便秘。（学员们笑了。）这是死亡之吻啊，在那种状态下不会创造出任何新的东西。通常这时候我就会带进幽默感，去戳破这个过于严肃的催眠泡泡。作为一个教练，你有责任看着你的个案，不要让他们沉浸在严肃的气氛里太久。要充满创造力，你需要一种高质量的顽皮能量。

罗伯特： 爱笑的人有一种疗愈的能量。如果你认真看我们的示范……

斯蒂芬： ……你可能认为这是一个大笑话。（学员们笑了。）

罗伯特： 事实上你们可能会注意到，在这个过程中有一个转折点，个案开始大笑或是微笑。这是一种觉醒的笑。转变发生了，意识释放到了笑声中，然后"砰"的一声，他们就跳脱了框架。因此，笑声可以用来美好地打开一个生生不息的场域。

斯蒂芬： 有一个重要的观念是，为了活出英雄之旅，你必须与这三种原型能量连接。你要带给自己和这个世界温柔、仁慈、冷静、甜美和柔和。但如果你拥有的仅仅是这些，那你会变得太软弱、太多愁善感。

罗伯特： 温柔的阴暗面是软弱、依赖……

斯蒂芬： ……就像听巴瑞·马尼洛（Barry Manilow）的音乐。（学员们笑了。）我们称之为"次级品"（schlock）——太过矫情的音乐。

罗伯特： 除了温柔之外，你还需要正向刚强。

斯蒂芬： 我们提到中正，意思是说找到一个可以包容相反能量的地方。因此，正向刚强的温柔看起来是什么样子的？

罗伯特： 或是温柔的正向刚强看起来又是什么样子？一种看待这些能量的方式是把它们看成三原色——红色、黄色、蓝色。你可以把它们用不同比例自由混合。这些元素有无穷无尽的组合方式。

斯蒂芬：因此，在你完成第三圈之后，带进顽皮的能量，接着你会进行第四
圈旋转，把所有的能量全部带进来，融合在一起。

罗伯特：形成一种整合且中正的组合。

斯蒂芬：这是一种找到支持你的英雄之旅所需资源的方法，或是找到将问题
转化成解决方案所需资源的方法。现在我请罗莎上台来示范一下这
个练习。

与罗莎一起做示范

（罗莎走上讲台。）

斯蒂芬：罗莎，我想谢谢你自愿上台来探索你的英雄之旅。

罗　莎：谢谢你。

斯蒂芬：（指向所有学员们。）你觉得现在大家看起来怎么样？

罗　莎：他们看起来很开心，很兴奋。

斯蒂芬：所以上台来感觉很棒？

（罗莎点头。）

你可以感受一下在场所有人对于你的旅程的支持。尽管在做这个练
习时你会闭上眼睛，也很有可能在意识上会忘了大家的存在，但是
在这个过程中你还是可以继续获取他们的支持。

罗　莎：好的，没问题。

斯蒂芬：我希望你可以运用这个绝佳的机会，完成一次深入的学习。我想向
你表达我郑重的承诺，我会在每一步竭尽全力支持你，让你能够体
验一个深刻、正向的蜕变。我的意思是：当你在进行这个过程时，我
会照顾好外在空间，确保你在其中是安全的。如果你发现我轻轻碰
触你的肩膀，我是在告诉你，保持在安全的空间里，避免你碰撞到
任何外在事物。我的承诺是保护这个空间，所以你可以让灵魂自由

地释放。

罗　莎：谢谢你。

斯蒂芬：不客气。作为开始，我想问你，对于这个练习你是否有一个目标——或是你想创造的未来，或是你想要改变的现状。

罗　莎：是的，我想写一本书……一本关于我母亲的书。是与蜕变有关的。（微笑。）我可以多说一点吗？

斯蒂芬：当然，没问题。

罗　莎：我想要感谢你昨天带我们做练习，我从中获得很深刻的体验，关于我的母亲以及我和她的关系。我发现我有一种负面成瘾，我以前从来不知道我有问题。我之前住在海外，五年前才回到这里，因为我母亲得了阿尔茨海默症。当她的病越来越严重时，我对与她连接感到焦虑。昨天，当我在做练习时，我决定要写一本关于我与母亲关系体验的书，这对我来说，一定是有益的。

斯蒂芬：太棒了，让我们做个深呼吸把这件事带到心里……因为我知道当你呼吸时，你开始与内心深处连接……在你的思维头脑之下，有个智慧心智可以帮助我们今天在这里走上你的英雄之旅。那一部分的你超越理性思考。花些时间把这些呼吸进来，然后我们的场域……可以欢迎……所有创造的能量……然后，罗莎，我想请你去感受，你的内心有什么可以代表未来的画面浮现……可以是一个具体画面，或是比喻、象征画面。你要觉察你的创造力自我把什么画面呈现出来了。

罗　莎：（花了些时间，点头。）我看到一只蝴蝶。

斯蒂芬：一只蝴蝶。（停顿一会儿，做深呼吸。）很棒的是感受到那种内在体验……一只蝴蝶出现……这一切代表……你的未来……我想要感谢你的创造力心智带给我们这个画面，帮助我们今天的旅程。今天在此，我想要支持你，看看如何在你的内在打开一个深度空间，让那个未来、那只蝴蝶在你的世界里成长。如果你现在想睁开眼睛，你可以这么做……（罗莎继续闭着眼睛。）或者真正享受闭着眼睛，继续探索内心深处的空间……很好……从这个空间，我想请你转移注意力去创造你的能量球。今天早上这个练习你做得好吗？（罗莎点头。）太好了。让你自己切换到能量球的创造过程。允许自己花足够的时间真正感受到那个能量球。

（罗莎伸出手来，就像双手抱着一个能量球。）

当你开始感受你的双手同频，细微地感受，你可以感受到那个能量球的脉动……谁知道它会变得多大呢？你可以让你内在的创造力自我发展那个球，注意它的颜色……质感……透明程度……所有正在神奇地自然发展的不同的体验，……给出一个空间、一个庇护所、一个鸟巢，你的未来在其中可以展开……很好……非常好……很棒……当你觉得你已经做好那个能量球，你可以点点头让我知道。

（罗莎点点头。）

很好。让你自己深度地聚焦在那个能量球上……放松……但深度地专注……不论我们正在做什么……不论你觉察到什么，你都要深深地陶醉在创造力的空间里，那个你已经打开的生生不息场域的庇护所里。不同的想法会浮现……不同的感受……你可以保持你的第一注意力与能量球连接。你可以只是看着进进出出的一切。

今天你来到这个空间……在现在这个永恒的创造力空间里……真的找到你的未来。当你感受并享受那个能量球时，当你准备好时，我想请你再次感受蝴蝶的画面，将蝴蝶的画面放进你的能量球里。在你生生不息场域的中心处给它一个家。当你再次感受到这些，你可以点点头让我知道。

（罗莎点点头。）

很好……太棒了……你可以享受，让那个画面留在场域的中心，甚至我们围绕着它转的时候。你的未来可以留在球的中心，你可以加上美妙的资源去滋养它，让它茁壮成长。你的未来可以留在球的中心……接受……打开……成熟……像美丽的花朵。

罗莎，当你准备好时，请你缓慢地绕着球转圈。让你的身体自然移动。可能是顺时针转，或是逆时针转……当你的创造性自我开始绕着你的未来转动时，你只管保持好奇……当你这样做时，第一圈你可以带给自己，带给你的未来仁慈和温柔的资源……当你这样做时，我会全然地抱持你所在的空间。

（罗莎非常缓慢地开始绕着她的能量球转动。斯蒂芬温柔地跟在后面，保护那个空间，支持罗莎的移动。）

很好……慢下来……放慢速度……慢下来，让你最深层的自我在里面觉醒……当你绕着圈走……你可以从内心深处带出……一份温柔给自己……用温柔滋养你自己……用温柔滋养你自己和你的未来……把温柔能量当作资源带进来……真正享受并感受它如何开始在你的未来自我……的中心……转换……创造催眠状态……在你身边创造一个神圣的保护圈……从许多不同角度看你的未来。把温柔的感受带进去给它……切换视角，看着，体验着……你未来自我有多么的……一个女人……一只蝴蝶……可以沉醉在……温柔的疗愈泉源里……缓慢地绕着圆圈走……绕着圆圈走……缓慢地感受第一个循环，蝴蝶的第一次蜕变……当你绕着圈转动……这就对了……呼吸……然后事情都从一个超级意识心智……流经你的身心……满足对温柔的需求……满足对温柔的渴望……接受温柔的支持……给未来的自我……一本时光之书……一段母女关系……一只梦想着未来的蝴蝶……当你持续绕着圈走……第一个循环。（罗莎完成第一圈。）

很好……做一次整合的深呼吸，你可以让第一个循环中所学习到的东西，更深入地种在你的内心……（罗莎深呼吸。）很好……当你准备好时，你可以开始第二个循环。让你的身体绕着圆圈转动……很好……在这第二个循环……转啊转……转换、转圈，更深入内在……你可以再次绕着未来的自我转圈……一只蝴蝶……一个在写作的女人……一份新的有创造力的平静……当你再次转圈，你可以带给处于你的未来中心的自己……深度、正向刚强的资源……带给自己一股美好的"勇士"能量……我支持你……我把我的承诺带进来……我会保护你并支持你……觉察场域中心的临在如何开始"转化"……当你带进正向刚强这个礼物……转呀转……继续转圈……没有人知道你会在什么地方停止……带进……正向刚强……转圈……通过"空无"……带进这些资源……滋养那个临在……深刻、强烈……美好的……正向……刚强……感受第二个循环……第二次蜕变……第二次进化……感受这个神奇的未来如何进入你的过去……与当下连接……滋养未来……当你转圈时……感受绕着圆圈转动的感觉。（罗莎完成第二圈。）

当你回到原点……现在再一次……你可以做一个深呼吸……感受将正向刚强……整合……带进场域……带到场域的中央……你的未来自我的场域。（罗莎做了一个深呼吸，开始转第三圈。）

现在你开始第三次蜕变……很棒的是……你可以把顽皮的资源带给未来自我……发现自己的身体自然地转向未来……展开你的旅程，所有不同的观点在旋转……不同的方法……不同的体验……身体移动……好玩的体验……带来所有顽皮的精神。

（罗莎不由自主地进入一种非线性的缓慢舞蹈状态。同时，斯蒂芬说话的语调变得更加顽皮，加入一些混乱、淘气的节奏和语调。）

旋转吧……旋转吧……提升……飞舞……两者合而为一，一分为二……再次各归其位……这就对了……事物很自然地分开……深刻地再次聚集一起……旋转……转动……蝴蝶飞舞在微风之间，落在未来的快乐里——精彩绝伦的一本书……这就对了……很好……这就对了……美妙的顽皮聚集……分散……重新组合……注入一只蝴蝶的翅膀……行云流水地写故事……这就对了。（罗莎完成第三圈。）当你完成顽皮的转圈时，你可以做一个深呼吸，让这些新唤醒的能量在你的生命里各归其位。（罗莎做了一个深呼吸，开始第四个循环。）

很好。你开始第四个循环……第四次蜕变……你会发现所有不同的资源……就像音乐里不同的音符……就像调色盘里不同的颜色……开始聚集在一起……带给你内在的未来自我温柔……刚强……顽皮……还有更多……更多。转圈……转呀转……感觉在圈子的正中心……最中间的地方……依然在移动……展现出一只你未来自我的蝴蝶……这是你的未来……你可以感受到它……它即将诞生……看着那份美好的温柔……那份深深的刚强……那份美妙的玩耍的自由……在支持它……注入它……你可以通过你眼睛中的眼睛看见它……你可以通过身体中的身体感受它……你可以通过所有的存在和临在理解它。（罗莎完成第四圈。）

这就对了……这就对了……这就对了……现在你可以享受一个深呼吸。（罗莎做了一个深呼吸。）

当你准备好时，你可以伸出双手拥抱你的未来自我……触碰她……就好像你触碰一股最精细的生命临在能量……一个最强韧的神奇灵魂……一份最超凡入圣的生命礼物……当你触碰到它时……感受它……当你真的感受到它，好好享受……你的未来现在就在你的手中……当你准备好时，你可以把那个未来自我，缓慢地带进你身体心智的核心。让你的双手决定选择哪个中心。让你的双手引导那个未来自我，进入身体所在的中正位置。（罗莎的双手开始向她的胸口移动。)

这就对了……把你的未来带到你的心里……给它一个位置……给它一个空间……在你心灵深处，给它一个合适的家……（罗莎做了几个深呼吸。）这就对了，把它深深地呼吸到身体里……进入时间与空间的世界……今天和明天……充满生命的世界……花些时间去享受，完成这个神奇美妙的自我旅程。

当你准备好要回来……回到现实世界……时间与空间……在那个荣誉所在的地方……在那个有尊严的地方……在那个自由的国度……为你自己和你的英雄之旅继续这个过程……首先要做一个简单的承诺。愿你持续照顾那个苏醒的临在……全心全意……全然心智……全部临在。当你准备好时，让自己慢慢地回到这个教室，与我们一起。

（罗莎睁开眼睛，看起来仍然深深地沉浸在体验里。）

下午好。（罗莎笑了。）

支持你真的是一种非常棒的体验。我祈愿你带着最棒的自己继续走在英雄之旅上，深刻地全然实现梦想。

罗　莎：（微笑。）对我来说这真是一种非常深刻的体验。谢谢你。我无法用言语形容那种感受。

斯蒂芬：现在不需要说任何话。只管去享受你为自己和你的未来所做的一切。花些时间，继续保持与自己的连接，不需要说任何话。

罗　莎：好的，谢谢你。

斯蒂芬：不客气，罗莎。（微笑。）愿原力与你同在。（学员们笑了。）

（对学员们说）让我们给罗莎热烈的掌声。

（学员们热烈鼓掌，罗莎走下讲台。）

这个练习大概的顺序是：设定目标、发展能量球、把目标放进能量球中、绕着能量球转四圈——第一圈加入温柔能量，第二圈、第三

圈分别加入刚强、顽皮，第四圈同时加入三者。然后延伸出去，将
蜕变整合进入你的中正，对未来许下誓言，最后回来。不是很难吧。
（学员们笑了。）

罗伯特：因此，你只是温柔地引导个案，每次以转圈的方式把三种能量带进
　　　　去。个案把他／她的目标象征放在中间，绕圈走三次，每一次把一种
　　　　能量放进球里。现在换你们花些时间，做这个练习。

（学员找到伙伴，开始做这个练习。）

正念与"打开超越"

斯蒂芬：在继续走下去之前，我们要说几点。在英雄之旅与生生不息的自我
　　　　模式里，我们强调，当你进入生生不息的层面时，如何加上另一层
　　　　意识。其中一个技巧是观察者自我的浮现，允许你从你的表现自我
　　　　脱离出来。表现自我是会思考各种想法，感受各种感觉，展现各种
　　　　行为的自我——所有内在与外在的行为，一种现实从中便会产生。
　　　　观察者自我具备佛教徒所说的正念（mindfulness）和慈爱（metta）。
　　　　正念是一种对于万事万物无动于衷的觉察；慈爱是爱与仁慈，触动
　　　　并支持所有存在的一切。
　　　　比如，我们看到罗伯特在这里。（微笑，指着罗伯特。）我们可以称
　　　　他为"罗伯特单位"。（学员们笑了。）罗伯特单位是一个 54 年前（当
　　　　时罗伯特 54 岁）掉落红尘俗世的小小灵魂（通常，将灵魂"掉落"
　　　　人世间的那位，会感受到那个灵魂），寻找一个最不可能看见或支持
　　　　这个灵魂的家庭，而这就会造成一段非常有趣的英雄之旅。（学员们
　　　　笑了。）

因此，54 年前他掉落这个世界，从那时开始他尽力表现，每时每刻运用想法、画面、行为、感受等等，来创造他的真实世界。为了支持表现自我，我们试着打开一个超越位置，一个生生不息的觉察场域，可以抱持、观察、祝福、帮助灵魂和表现自我，绽放一个神奇、美丽的人生。这就是当你进入生生不息的层面会发生的事。因此，我们要发展热切的好奇心，了解我们的人生如何展开，如何注意到觉醒的每一刻，如何温柔地支持它进入最同频、最有共鸣、最完整的状态。记住，当我们谈到超脱时，我们不是在说解离——这其中有一种生生不息的差异存在。

罗伯特： 肯·威尔伯（Ken Wilber）将其称为：可以"超越并且包容"万事万物。这与解离非常不同，这是一个真正的超越位置。

斯蒂芬： 当你有这两个层面的自我时，表示你既可以使用第一人称——"我"的位置，也可以使用第三人称——"他/她"的位置来思考你的表现自我。有时候当你从他/她的角度来看你的表现自我，这会给你带来很多新的选择。比如，我们提到抑郁的体验。你可以说："我很抑郁。"这是用第一人称的说法表达。这样你就会全然认同抑郁，而且可能让你的抑郁变得更糟糕。或者你可以说："他是抑郁的。"或是"我内心里有一部分充满抑郁。我真的很感兴趣，想要创造一个支持与护持的场域给他。"这会让你与你的抑郁分开，打开新的与抑郁同在的可能性。再次强调，提升到一个生生不息的层面，实际上打开了一个更高层次的意识层面。不是要逃避较低层次的意识层面，而是用一种更宽广的、更有深度的、更有创造性的方式与它相处。

罗伯特： 这就是一种超越意识。

斯蒂芬： 为了做到这一点时，我们需要一种直接的身体感觉，那就是，这个场域很活跃，你的觉察才能超越那个问题打开。这个练习是一种简单的技巧，一种比喻，用于努力训练你的注意力去直接感受万事万物是活灵活现的。无论挑战看起来有多么巨大，内心自我的空间总是比它更加巨大。

罗伯特：人世间一切事物都会通过彼此的关系产生某种能量。

斯蒂芬：当你直接体验到这一点，你就是更深刻创造力力量的一部分。这是我们在这些练习里要训练的。这让你能够体验到，自己是美妙世界中伟大意识的一部分。很重要的是，当你可以的时候，尽情地使用它。我们多么幸运成为人类。佛教徒总是说，当你转世投胎成为一个人，你真的是中了头奖。你很有可能可以唤醒内在的巨大潜力。

罗伯特：有可能你转世做一只蚊子……跟上辈子一样。（学员们笑了。）

斯蒂芬：然后当你身为一只蚊子的生命到了终点，你可能会想："我到底都在做些什么？"但是人类的生命远比这些丰富得多。这是我们在英雄之旅中探讨的——如何为自己创造快乐的人生。要做到这一点，你的小我必须与意识的生生不息场域连接，与更深刻的自我连接。

罗伯特：这是我们在场域心智里要探讨的内容。我们提过，身体心智的生生不息原则是回到中正。认知心智的生生不息原则是护持。场域心智的生生不息原则是打开超越问题或是狭隘的自我心智。

要深入觉察这个原则，我们要做另一个练习。场域心智的生生不息原则是延伸或延展超越。在下一个练习你可以直接体验到这一点，也会体验遇到僵局时，用场域心智思考的实用价值。这个练习称为"看见场域"。练习步骤如下。

> **练习：看见场域**

1.找一种你过去遇到过的僵局体验，并在空间里找到一个与它连接的实际位置。全然地感受那种体验，并站到你选择的那个位置上。

2.从那个位置上离开，站到一个观察者位置。回到自己的中正，对"场域"打开。闭上眼睛，想象你在场域中通过你的中正观看，或是感受系统里能量的流动。允许一个象征性的画面浮现。

3.想象你的理想状态，找到另一个位置与这种状态连接。保持中正，进入那个位置，感受一下理想状态。细心感受场域，或是这种状态的能量强弱。允许一个象征性的画面从这种状态里浮现。

4.退回到观察者的位置。回到中正，并对场域打开。闭上眼睛，想象通过你的中正观看。感受一下，为了到达理想状态，场域或系统内能量强弱如何转化。允许一个象征性画面浮现。

5.带着在第四步骤出现的画面，退回到僵局的位置上，感受它如何转化。

罗伯特：我们可以看到，这个练习里有几个重要原则。第一个是NLP里常说的延伸，也就是不要聚焦在内容上，要聚焦在架构上。解决方案会从关系和过程的更大场域中出现。所以我们接下来会同频到关系场域。

斯蒂芬：在合气道里我们说："永远不要把你的眼神聚焦在问题上。"把你的第一注意力放在场域上。我们做一个简单的感官练习，把你的视线觉察放在周围环境里。不要聚焦在单一对象上，让你的目光向四面八方打开。保持柔而开放的目光，看看你是否可以均衡地看到这个房间最远的两个相对角落或者你周围的空间。

　　让这个更大的眼角余光场域成为你的第一注意力。从这样的状态放松，进入你的中正，从那个角度去看你周围的环境。这是一个很大的转变，不是吗？这是接下来我们在这个练习中要探讨的重点。

罗伯特：特别是，我们要对一个问题情境周围更大的生生不息的场域打开。你如何困在问题里还能够感受到场域？你如何运用更大的生生不息的场域找到一个全新的解决方案？这个练习的基础部分与之前的练习相似。我们会去感受在一个问题状态中以及超越问题之外能量的波动。在这个更大场域里，你会将想要的状态包含进来。

斯蒂芬：然后，就像我们在"好自我／坏自我"的练习里所做的，我们会在一个更大的合一场域里，感受互补的两种状态，"同时感受更多更多"。

罗伯特：你会在一个延伸超越的空间里，同时抱持当下状态与理想状态。你会理解阿尔伯特·爱因斯坦所说的，"你无法用造成这个问题的思维方式来解决这个问题。"因此，这个问题是：你如何进入另一个思维层次？你如何进入一个更宽广的意识层次？以下的练习可以为你与别人提供一些建议。

我们会探讨一种在你过去人生里困扰你的僵局情境；当时你感觉自己被困住了；了解到自己无法前进；在你的英雄之旅中你不知道如何突破僵局。这些问题通常以一种双重束缚（进退两难）的状态出现——如果我去做它，我是错的；如果我不去做它，我也是错的。

斯蒂芬：顺带一提，在你的旅途中，当你遇见双重束缚时，正是你站在生生不息改变的门槛上的信号。当你遭遇一种双重束缚时——做了也是错，不做也是错——这是在告诉你，你现在和过去的资源无法帮助你突破这个障碍。在这个转折点上，你必须创造新的行动，超越你过往所做的一切。记住，这就是我们定义的生生不息的过程。所以当你发现自己处于双重束缚的状态时，你要提醒自己这是好事。这表示你在伟大改变的门槛上，你只需记得启动生生不息的状态。以下练习教你如何吸收双重束缚，并带着创造力去超越它。

罗伯特：我们在以心传心的禅宗传统里，经常看到面对双重束缚时的生生不息的反应。师父会给徒弟一种刻意的双重束缚，让徒弟产生一种超越狭隘自我心智的反应。因此，一个禅宗大师可能拿着一根木棍，高举在徒弟头上说："如果你认为这根木棍是真的，我就拿它来打你。如果你认为它不是真的，我也会用它来打你。现在，这根木棍是真的吗？"（学员们笑了。）

斯蒂芬： 听起来很像是我们当中某些人在家庭中的成长过程。（学员们笑了。）

罗伯特： 如果你是徒弟，你会怎么做？你会怎么回答？如果你困在"这个/那个"的自我心智里，你会被师父打。这是一种双重束缚。重点是，让自己带着成千上万种可能性来回答，跳脱"这个/那个"的框架。你可能伸手抢过师父手中的木棍，打师父。（学员们笑了。）或者你找到自己的木棍，跟师父大战一场。或者你可以逗逗师父，然后再请他吃一顿美食。（学员们笑了。）

斯蒂芬： 这些是喜剧演员格劳乔·马克斯（Groucho Marx）对于双重束缚的处理方式——他非常善于运用这种技巧。（学员们笑了。）这让我想起了一个故事，两位重要的禅师去参加禅师们的一个大型辩论，在会上他们运用很多双重束缚技巧，快速地激烈问答、攻防，看看谁能够跳脱自我心智回答。他们在台上面对面坐着。其中一位绝顶聪明的年轻和尚，以犀利睿智著称，突然从他的袈裟里掏出一颗橘子，迅速地拿到另一位和尚的眼前，那位老和尚带着很棒的中正临在，年轻和尚对老和尚说："这是什么？"这就是刚刚罗伯特提到的以心传心的一种形式。年轻和尚看起来已准备好要攻击老和尚所说的任何回答。老和尚安静地坐着，过了一会儿，从他的中正呼吸，对场域打开。他微微倾身，与他的翻译者短暂交谈，翻译者给出这样的回答："你怎么了？你的家乡不产橘子吗？"（更多笑声。）

与艾瑞克一起做示范

罗伯特： 我们想要你拥有这种生生不息的意识。我想要寻求一个志愿者，有谁想要探讨如何用生生不息的方法去面对一个正在发生的僵局。

（有些人举手。罗伯特选了一个人叫艾瑞克的人，艾瑞克走上讲台。）艾瑞克，我们先设定一种情境。你在什么地方感觉到被困住，或是遇到僵局？

艾瑞克：好的，就是斯蒂芬先前提到的老套的东西：性、毒品、摇滚乐。

罗伯特：嗯嗯。

艾瑞克：我真的觉得困在与这些东西的关系里。对于这些我感到绝望。当我沉迷其中时，我不觉得好。但我又感觉如果我不做，如果我不去响应那种看起来像"狂野的呼唤"的感觉……就好像……我感觉我失去了所有的能量。

罗伯特：如果我理解得没错，艾瑞克，你说你感受到那种"狂野的呼唤"。在美国，我们把这种人称为"派对动物"。（学员们笑了。）但你感受到那种召唤……而那会带来一些后果。

艾瑞克：我想基本上它就像负面成瘾，你知道吗？我这样做时我很享受它，但之后我付出了代价。在放纵之后我感觉并不好，这是一个大问题。

罗伯特：我听见你说的，也了解这一点。你也说到，如果你不做它，你感觉好像失去某种重要的生命能量。

艾瑞克：是的，就好像切除我自己的某部分，也是一种束缚。我感觉停止运转了，没有自由。

罗伯特：是的，我听见你说的双重束缚。如果你做它，这样不好，因为你会自食恶果。但如果你不做它，就像切除自己的一部分，对你而言也是个问题。

艾瑞克：是的。

罗伯特：好的。有什么特定的时刻和情境，这种双重束缚对你而言是最强烈的？

艾瑞克：（停顿一会儿。）是的，在亲密关系里……

罗伯特：你能够想起任何一种情境吗？

艾瑞克：（点头。）是的。

罗伯特：很好。到目前为止我们一直在讨论内容。现在请你在你面前打开一个空间（指着艾瑞克眼前的位置），你可以把当下状态和理想状态放进去。我想让你花些时间感受一下，你所感受到的当下状态——你现在正在体验的痛苦挣扎——是更多地在你眼前空间里的右边，还是左边？

艾瑞克：（停顿一会儿。）左边。

罗伯特：当你准备好时，请你向前踏一步进入那个空间的左边，让你自己感受，当你在那种痛苦中挣扎时，是什么感觉。全然的挣扎，两边都有挣扎状态，是吗？（艾瑞克点头。）当你做它时，结束后你感觉很糟糕……但是当你限制自己不做它时，你感受到关闭，不自由。你知道这个问题在你的亲密关系中最严重。（艾瑞克点头。）那么，当你准备好时，向前跨出一步站到左边，与整体问题状态连接。

（艾瑞克向前跨出一步，开始呼吸沉重，看起来内心冲突剧烈，压力很大。）

真正去感受那种冲突挣扎带来的所有感觉。现在你感受到了什么？

艾瑞克：就好像……（他的双手呈现一个拉扯扭曲的动作。）

罗伯特：所以那种感觉就像一种剧烈的拉扯。

艾瑞克：是的……感觉在责任和渴望之间拉扯。

罗伯特：你觉察到一种感受是在责任和渴望之间拉扯。同时也注意一下，是否有其他临在、其他人，与你共同在这个场域中。或许是你的亲密伙伴，或是家人，或是其他人。有其他人存在吗？

艾瑞克：（点头，看起来压力很大。）是的。

罗伯特：当然，你可以留意是否有些东西来自你的过去，它们也成为这个场域的一部分。（艾瑞克点头，看起来深深地困在冲突里。）

（对学员们说）你们可以看到他的非语言模式，他看起来很痛苦。你可以看见这个场域全然地占据了艾瑞克的心灵，任何人在这样的困境里都会感到极其痛苦、挣扎。这通常连接到许多事——过去、家人、其他人等等。你只是给这个人一个机会去体验那个完整场域，然后向后一步退出，回到原地。

（对艾瑞克说）艾瑞克，现在我想请你后退一步离开那种状态，回到起始点，进入观察者位置。当你这样做时，你可以暂时离开那个完整场域，那个完整模式。（艾瑞克后退一步，做了一个深呼吸，恢复清醒。）

嗨，欢迎回来。

艾瑞克： 嗨。

罗伯特： 艾瑞克，就像刚才斯蒂芬说的，我们要跟那边那个艾瑞克讲讲话（指向那个"问题"状态位置）——就是"他"。我们同时也注意到，有一个"艾瑞克"是超越那个模式的。正如我们在"好自我/坏自我"练习中提到的，责任和欲望也是同时存在的。"我看见你是负责任的。我也看见你被欲望拉扯，我同时看到这两者……我看见你比这两者多很多很多。"

那是一个问题模式，但它不是艾瑞克的全部。（艾瑞克点头。）因此我在这里想请你全然回到中正……站在这里，深刻地与自己同在……与那个超越责任的"你"……还有那个超越欲望的"你"连接——这是专属艾瑞克的独一无二的能量。真正感觉和感知你的中正，作为思考之前和之后的地方……感受身体和双脚真正踏实落地……一种全然存在当下的感觉。

当你这样做的时候，我们会做一些生生不息的见证。就像斯蒂芬说的，这不是解离。它既包括了问题的空间，也包括了解答的空间，但同时又超越这两者。艾瑞克，从这个空间，请你将整个问题空间当作一个统一场域去感觉。我们知道里面的内容与欲望、罪恶感、派对动物、亲密关系等有关。我想要你做的是，不要把焦点放在这些事上，而要把焦点放在抱持这些事物的能量场域上。所以，你不是用你的头脑或是你的眼睛来看，而是用你的中正来看，感受身体正在发生什么事。与其试着用头脑去理解它，还不如让自己感受更多的比喻性或是象征性的感觉。或许它有颜色，有些视觉画面，或是某种能量形式，或是许多的象征符号。让自己通过场域心智去感受，你感觉到了什么？

（停顿一会儿，让艾瑞克感受场域。）你现在感受到了什么？

艾瑞克：我看见阴……还有阳……一个象征符号代表这两者。

罗伯特：是的，你看见阴阳符号象征。那个冲突现在如何？在问题的能量模式里，这个符号代表什么意义？

艾瑞克：就像两股强大的能量。

罗伯特：表现出来意义重大，因为我们想要在此呈现问题。你之前所说的问题，是你没有处于连接状态；某些东西失去和谐。感受那些失去和谐的事物的象征符号……当你感受到那股冲突的能量，它像什么？你之前说你感觉失去连接。

艾瑞克：我很难用言语形容它……但我想，在一开始时，因为我陷入批判和拉扯的能量中所以失去了对场域的感觉。就好像跟这些人在一起，我无法保持中正。

罗伯特：这是很重要的信息，我想请你觉察这种描述中有多少是从你的认知头脑来的。你说得有道理，但你说的是对身体感觉的分析。（对学员们说）当你在给个案提供帮助时，重要的是觉察个案的说法是从他的体验来的，还是从他的认知头脑来的。

（对艾瑞克说）你可以做一个深呼吸，放下头脑心智，真正去感受你的内心深处。让自己同频到另一种语言类型——一种画面、意象、符号和比喻的语言。

艾瑞克：我脑海里浮现的是"信任"，我觉得这是我缺少的关键连接。

罗伯特：这也很棒，但是信任是一个词。我真正想要你感受的是问题场域里的象征符号或画面。或许是海浪打在沙滩上，或是乌云里传来轰隆隆的雷声，或是一把火。让自己全然地回到身体里，感受象征能量浮现。

（艾瑞克更深沉地呼吸，更加放松。）这就对了，很好……在象征的层面上感受。代表这个场域的象征符号是什么？

艾瑞克：星空下的一条道路。

罗伯特：很好，注意到那个画面……星空下的一条道路……问题在哪里？留意哪里有挣扎？

艾瑞克：我想问题是我感觉有点恐惧，因为我不知道这条路通往哪里。

罗伯特：你如何描绘那份恐惧的能量？你的象征符号是什么？是否有颜色？或是一个动作？

艾瑞克：就像一面落满灰尘的大围墙。

罗伯特：一面沾满灰尘的大围墙……注意到这点很好。（对学员们说）现在艾瑞克开始进入一个场域的语言里，有灰尘、有道路。当我们用诸如"信任"这一类的词时，会把我们带到头脑思考中。我们真正想要进入一个比喻感受的层面，于是出现了一条道路，一面落满灰尘的墙。

（对艾瑞克说）当你真正与负面成瘾的问题状态同频时，除了这条道路、这些灰尘，还有什么其他画面浮现？这些画面或许看似不合理，你只管注意发生了什么。

艾瑞克：我觉得这非常困难……这些灰尘……

罗伯特：你在画面上看到了什么？它看起来像什么？这股困难的能量看起来像什么？

艾瑞克：我感觉瘫痪了，不能动。

罗伯特：是的。感觉瘫痪了，不能动。感觉瘫痪不能动在画面里看起来像什么？像胶水一样吗？觉察瘫痪的象征符号。

艾瑞克：好的，就好像这面墙向我靠近，然后……我不知道该怎么办。

罗伯特：是的。有一条长长的道路，这面墙向你靠近，啊……布满灰尘的墙。

艾瑞克：我感觉我的嘴巴里有灰尘。

罗伯特：是的，感觉嘴巴里有灰尘。（对学员们说）顺带一提，你们可能注意到我们现在不是只讨论解离，或是只讨论连接。这种思考不是通常的思考。我们正在进入象征、比喻、画面的语言场域里。这就是当下状态的场域象征代表。现在我们要进入理想状态。

（对艾瑞克说）花点时间，艾瑞克，当你准备好时，请你暂时放下问题的场域象征代表，可以吗？

（艾瑞克做了一个深呼吸，点点头。）

过一会儿，请你进入那边的理想状态（指向右边位置。）记住，你放下了问题状态。让问题状态保持在左边（指向左边）。让自己进入那边的理想状态。（指向右边。）

（艾瑞克进入理想状态所在的位置，他的非语言临在，几乎是瞬间切换到一种更中正、更冷静的状态。）

真的去觉察，由于事情不一样了，他们看起来像什么？整合已经发生，问题已经解决，只是去觉察这看起来像什么。（艾瑞克深沉地呼吸，看起来很中正。）

让我们从身体感官开始。你在身体里感受到什么？

艾瑞克：嗯嗯……（微笑。）我感觉非常安静。

罗伯特：安静……

艾瑞克：我感觉安静……就好像我的心……平静了下来。

罗伯特：安静，然后你的心是平静的。

艾瑞克：冷静下来……（深深地吐出一口气，一种深沉的释放。）

罗伯特：很好。（对学员们说）大家可以注意到，我们还没有谈论到解决方案的场域。我们在谈论身体的感受，因此这是场域的身体状态。（艾瑞克缓慢地、深沉地呼吸。）身体状态是不同于场域的。但我们从身体的感受开始……

艾瑞克： 啊，我的身体又可以动了。

罗伯特： 你的身体可以动了。

艾瑞克：（点头，微笑，深呼吸。）不再是瘫痪不能动了。

罗伯特： 是的。这是你的理想状态。尽管你注意到理想状态的身体部分，我想看看，你是否能使你的觉察更加开阔，包含超越你的身体状态，去感受到整体的场域。当你允许自己这样做，感受有什么画面出现？有什么代表这个场域的象征符号浮现？什么画面可以让心平静下来？

（对学员们说）我不知道你们是否注意到，艾瑞克再次回到他的头脑思维状态。从他身体的紧张状态，尤其是眉头部分可以看出来，认知心智再次掌控整个过程。这时我们就要持续协助他，更宽广地打开，进入场域心智。

（对艾瑞克说）艾瑞克，你的理想状态的象征符号是什么？

艾瑞克： 这就像……像动物皮毛，又像一个问号符号。

罗伯特： 像动物皮毛，以问号的形式出现。

艾瑞克：（继续深呼吸，看起来很紧绷。）这是一股很强烈的能量。哇。

罗伯特：（点点头。）这股理想状态的能量非常强烈。

艾瑞克： 是的……非常深刻……非常好。

罗伯特： 在理想状态场域里还有什么？你是否注意到其他象征符号？

艾瑞克： 我的画面变得非常清晰。我看见道路以及周围的一切。这是一片阳光普照的荒野。

罗伯特：（对学员们说）现在艾瑞克从另一个不同的语言层次上说话。包括身体，也包括更大的场域。

（对艾瑞克说）现在我们要进行下一步，也就是回到第三位置（指向起始点）；相对于两种状态的观察者位置。当你准备好，退出理想状态，回到这个超越位置。

（艾瑞克退出理想状态，进入观察者位置。）

很好。现在从这个超越位置，请你抱持这两种状态，就好像它们都是更深层的合一场域的一部分。抱持这两种状态，并且真正同时感受、思索这两者。一边（指向左边，对着左边说话），有种问题状态：力量拉扯，走在一条道路上，有一面落满灰尘的墙压向你。另一边，在那里（指向右边，对着右边说话），有种理想状态：一片阳光普照的荒野……一种美好的清晰……一种深度的平静和宁静的感觉。真的将你的注意力聚焦在抱持这两者上，均等且同时。（艾瑞克闭上眼睛。）这就对了。

当你这样做时，注意到这两者之间有一个场域存在：一条道路以及落满灰尘的墙……阳光普照的荒野……以及一股连接、整合这两者的能量。当你感受到这一点，让另一个象征符号浮现。让你自己最深层的有创造力的智慧给那个更深层的场域提供一个象征。

艾瑞克： （眼睛闭着，看起来深刻感受。）哇，有一个能量球出现，就像我们之前的练习一样。

罗伯特： 一个能量球。

艾瑞克： 是的……这个能量球在两种状态之间，就好像它们是一样的。这真的很奇怪……很难用言语描述……感觉它们好像没有那么不同。

罗伯特： 这就对了。（艾瑞克深呼吸，看起来他正在整合。）最后一步，请你更进一步延伸、超越那个部分。延伸、超越那个能量球。延伸进入一个包含各种场域的场域。（艾瑞克深刻感受。）那里有一种智慧……一种超越一般的、平凡的心智……艾瑞克森称之为"潜意识心智"……贝特森称之为"更大的心智"……一个超越心智的心智。

从那个地方，你可以体验另一个象征。只管去觉察另一个画面的出现，这个画面来自超级意识心智……从更大心智来的一个生生不息的象征，就像给你的礼物。你只需要保持打开，延伸到超越当下状态和理想状态的地方。有什么象征浮现于你的心头？

艾瑞克：我正体验到……有花……许多花朵。

罗伯特：那么浮现的象征是许多花朵。很好，让你自己接受"许多花朵"这份礼物……当你这样做时，我想邀请你回到问题状态……踏进问题状态……花些时间……把这个象征，这份花朵礼物，把它带进问题状态中。跨越那个门槛。从更大的心智，带着资源，返回到问题状态。（艾瑞克踏进问题状态。他的呼吸改变了，变得更加平静。）

（对学员们说）你们现在可以看到，他更多地处于他的生生不息的催眠心智里。没有太多头脑思考。所有事物都平顺流动。呼吸深沉且平静。他的身体状态看起来很美好。我想你们可以看到，这不是一般的认知心智。这里有很多生生不息的身体心智活动正在发生。我站在他旁边，我可以感觉到他的身体散发出很多热量。他皮肤的颜色变得更加深，更多血液流经，更加放松。

（对艾瑞克说）只是去觉察这里发生了什么。什么东西移动了，什么东西转化了、蜕变了，什么东西更加强烈了，什么东西消失了？

艾瑞克：我感觉有很多平静的能量在此。这里感觉很棒。是的，这是一个很棒的地方……

罗伯特：（对学员们说）再一次，你们看见现在的艾瑞克与他第一次在这个位置上时，有了很大的不同。

（对艾瑞克说）艾瑞克，现在我想让你带着这个能量球进入理想状态。那么，如果你走到理想状态……慢慢来。（艾瑞克缓慢地走到右边的理想状态。）将许多花朵，一个神奇的能量球……带进这片阳光普照的荒野，超越任何单一状态。

（对学员们说）你们可以看见许多事正在发生。没有太多言语或是头脑的努力，但你们可以看见深度的、体验式的吸收和处理过程。

（对艾瑞克说）现在你感受到什么？

艾瑞克：（停顿了一会儿，看起来在深入处理中。）这真的有效……有某种东西在两种状态之间摆动……这真是太神奇了……我感觉非常棒。

罗伯特：某种东西在两种状态之前摆荡，这感觉很棒。

艾瑞克：是的。

罗伯特：你之前在那个地方感觉到的紧张、矛盾冲突现在怎么样了——现在那边发生了什么事？

艾瑞克：现在我感受不到紧张。

罗伯特：太棒了。最后一步，让我们回到中间的位置，在两者之间的超越位置……把这些花带到能量球里，抱持这两个世界。

艾瑞克：啊啊！哇！（看起来很开心，兴奋，同时保持中正。）

罗伯特：太好了！

艾瑞克：啊！啊！……哇……啊啊啊！（看起来处于深刻的整合过程中，深呼吸并且心胸敞开。）

罗伯特：（微笑。）这就是我们称为身体排列的东西！（学员们笑了。）（艾瑞克持续探索，眼睛闭着，沉浸在整合过程中。）

（对学员们说）这就是我们称为第三代NLP的一个例子。我们不仅仅是围绕一些次级感觉通道进行变换，还看到了如何去做深层的身份蜕变。这是第三级的改变类型——一种人类心理重整，灵魂的苏醒。你可以看出，生生不息的场域心智与认知心智非常不同。

（对艾瑞克说）我很好奇是否有一个代表你现在所在位置的象征出现。

艾瑞克：（看起来快乐洋溢。）是的，满山遍野的花朵！……我可以感觉到我赤脚踩在地上，真正与大地连接。

斯蒂芬：你成为一个真正的花童！

罗伯特：（对学员们说）你们可以看到，艾瑞克的呼吸开始缓慢地改变，他也开始结束这整个过程。你可以通过观察他呼吸的变化，来了解艾瑞克蜕变的过程。在这个过程的不同关键点上，他的呼吸有许多显著的改变。

艾瑞克：（做个深呼吸，睁开眼睛回到这个教室，看着罗伯特，微笑。）嘿！

罗伯特：（报以微笑。）嘿！很高兴看见你，小花童！在这个旅程中好好照顾自己。

（艾瑞克拥抱罗伯特，接着拥抱斯蒂芬，在学员们热烈的掌声中走下讲台。）

打开场域的技巧

罗伯特：好的。就像我们大多数练习一样，这个过程的基本步骤很简单。这个过程会发生许多事情，也可能很激烈、很神奇，但是基本步骤非常简单。

斯蒂芬：为了做好这个练习，它必须保持简单。有太多的事情正在发生，所以你要用一种简单、落地的方式进行。你不需要每个细节都注意到，很多时候过程是非线性的、不合理的、出乎意料的。相反地，我们期望用创造性潜意识的语言来引导你前进。不过，这个练习简单的基本架构也会引导你。让万事万物流经你，同时你温柔地驾驭、运用体验的顺序。

在以上案例中，我们用了与"好自我/坏自我"练习相同的基本模式。你需要在四个聚焦点上切换。

罗伯特：问题状态。

斯蒂芬：这是第一个聚焦点。

罗伯特：理想状态。

斯蒂芬：这是第二个聚焦点。

罗伯特：两者之间的场域。

斯蒂芬：这是第三个聚焦点。

罗伯特：一个延伸、超越这一切的更大场域。

斯蒂芬：这是第四个聚焦点。当罗伯特在做教练时，他的许多美好特质之一就是没有强加任何自己的信念给对方。他只是引导艾瑞克在这四个位置上移动，询问艾瑞克的创造力潜意识，他的生生不息的场域心智，一路上提供所有必备的资源。这个顺序是（1）进入问题状态，（2）进入理想状态，（3）进入抱持这两者的场域，（4）打开进入超越这一切的"场域中的场域"。剩下的一切都来自艾瑞克本身。

罗伯特：这个过程中有几个小细节值得一提。当踏进问题状态时，你要获得对身体感觉的描述。开始将个案从他的头脑心智状态带入他们的体验感觉里。这一点很重要。同时，确保他不只是局限在身体感官上。身体状态，以及这个人本身，是场域的一个重要聚焦点，当然还有其他的聚焦点。这是我为什么问艾瑞克，是否有其他人、其他回忆、其他连接与这个空间有关。你要跨越头脑心智，同频到更大的场域。场域智慧需要一种直觉感受来引导你。

斯蒂芬：你或许注意到在这个过程中，罗伯特一直强调："不要去思考答案，让它自然浮现。让你自己体验到、感受到它。"

罗伯特：一旦我们触及问题状态，我们就进入了观察者状态，即场域觉察。这个超越位置不是聚焦在一个具体的事物上，而是聚焦在整体场域。这是示范中很重要的一部分，因为艾瑞克花了一点时间，从他的日常认知心智切换到他的身体场域心智。我们都被教导要找寻意识的洞见："喔，我了解。这个意思是这样。"但我们真正想做的是进入一种更深层的心智——体验性的、象征的、带有能量和场域的认知。

斯蒂芬：也正是因为存在于场域心智里，我们才能经历抱持对立面的过程——保持两个心智——用一种有创造力的方式转化它们。调频到生生不息的场域心智是穿越困境的方法。这就是我们强调这是英雄之旅中一个很重要的工具的原因。卡尔·荣格把对立面转化为一个更深且合一的生生不息的过程称为"超越功能"。他强调，这是自我实现路途上的核心过程，与英雄之旅的目标紧密相连。

就这一点而言，你可以把艾瑞克挣扎其中的两个部分——一个是"责任"，一个是"狂野的呼唤"——看成深层的原型模式。确实，这两部分不只是在艾瑞克身上运作，也在我们每个人身上运作。如此说来，他可能连接到一个抱持许多不同经验的场域；这两部分不仅发生在他的个人历史中，也同样发生在他的家庭和祖先历史中。

罗伯特：艾瑞克提到的原型挣扎的另一种表述方式是："责任"是与别人有关的——如何照顾别人；"狂野的呼唤"，即欲望是与自己有关的——如何满足自己？

斯蒂芬：（微笑。）而哪一个更重要呢？这是你期末考的一部分——你最终成绩的30%是看你如何回答这个问题。（学员们笑了。）

罗伯特：当然，我们都知道这个问题的答案。答案是……"是的"。

斯蒂芬：这个问题就像禅宗大师的诡计。你们认为答案是哪一个，责任还是欲望？

罗伯特：你生命里更需要哪一个？答案是"是的"。

斯蒂芬：最后一件事。教练们，不论"英雄"体验的内容是什么，请记住，你的主要责任是帮助英雄处于一种高质量状态。因此要记住教练原则，身体生生不息状态（同频与中正），认知生生不息状态（接纳与支持），场域生生不息状态（打开并超越一切）。如果你的伙伴不在高质量状态，他们将无法获得生生不息的能量。因此，要密切注意，温和地辅导他们，例如提醒呼吸、身体姿势端正和肌肉放松之类的事情。这些是你身为教练的责任。

罗伯特： 如果个案开始向上进入用脑状态，就应该温和地、清楚地提醒他们。呼吸，回到中正里，放松，放下。

斯蒂芬： 现在找个伙伴，练习对场域意识打开并觉察。

结论：连接的模式

斯蒂芬： 我们希望你可以从这些练习中看见英雄之旅的地图轮廓。再次强调，你可以切换到一个生生不息的场域，在其中你体验到超越任何位置的感觉。这样，你可以带着创造力抱持所有位置，成为"关系"本身。

罗伯特： 我们建议，为了达成你的英雄之旅，你需要祈祷。我不是在说宗教意义上的祈祷，而是说一种人性感受——如何以超越你的小我的那个与更大智慧连接的人的感觉去祈祷。

斯蒂芬： 有无数种方式练习，实现天人合一。你需要疗愈和转化，无论你如何达到目的，达到目的就好了。我们之前探讨的一个关键练习点之一在于，当你被困住的时候，是在告诉你两个不同部分在场域里发生了冲突，发生了剧烈的对抗。它们可能在你内心产生——就像艾瑞克，他的责任对抗他的欲望；也可能发生在人际关系中，就像两个人持有非常不同的意见。问题是，你如何将冲突转化为合作？我们建议的答案就是"你"！你是那个生生不息的场域，可以抱持不同的部分，并且整合它们。你是那个更深层的空间，可以"制造爱，而不是打仗"。你是那个自我，可以在世界上创造和谐。你就是场域！

一旦你打开自己，成为生生不息的场域，你会开始好奇如何给予场域中的不同部分一席之地。你可以在身体的周围空间里做这个练习，就像罗伯特跟艾瑞克所做的一样。或者你也可以在身体的不同部位抱持、整合不同的能量或组成部分。比如，你可以感受：我身体的哪个能量中心想代表责任？（斯蒂芬的手在身上游走，最后落在心的位置。）然后你可以问：我身体的哪个部分感受到"狂野的呼唤"能量存在？（再一次，手在身上游走，去感受哪个身体部分感觉最强烈。）喔，我感觉它在我的丹田，这很有趣。然后下一个问题是：我如何能够感受到在这些不同的中心之间流动的连接感？这代表了一个可以整合对立面的自我。

罗伯特：所以，不同的部分可能会有不同的身体对应中心。你发现在这一点上，印度的脉轮（chakra）能量系统可能会很有帮助。

斯蒂芬：这让我想起了五个犹太好男孩的故事。第一个是摩西。摩西说："全部都在这里（指向他的头脑）。你只要遵守十条诫命，你就不会出错。"第二个犹太好男孩是耶稣，他说："不，全部在这里（指向他的心）。这里是核心。"第三个犹太好男孩是卡尔·马克思，他说："全部在这里（用力拍打丹田）。"然后，第四个犹太好男孩西格蒙德·弗洛伊德出现，他说："年轻人，再低一点（低头看着自己的裤裆）！"（学员们笑了。）（弗洛伊德再次低头看自己的裤裆，然后微笑。）第五个犹太好男孩是罗伯特的最爱，阿尔伯特·爱因斯坦，接着，我让罗伯特来告诉你们阿尔伯特叔叔说了什么。

罗伯特："这一切都是相对的！"（学员们开怀大笑，并鼓掌。）

斯蒂芬：但是认真地说，我们一直强调，你的人性灵魂是连接这一切的关键。所以我们很高兴知道，在一个身体中心你感受到自己特别的一部分，在另一个身体中心你感受到另一个部分。更棒的事情是，其中任何一个都不是真正的你。你是那个连接一切并流经所有不同部分的灵魂。

罗伯特： 贝特森称之为"连接一切的模式"。

斯蒂芬： 这是我们想在英雄之旅中做的事——成为疗愈的连接，成为蜕变的连接，成为创造生命的连接。所以你要训练自己，当你真正被困住时，当你真正遇到冲突时，要感到兴奋，因为这代表你正站在门槛上，一个整体的两个重要部分正试图整合的地方。这些两极性，这些双重性，都是你的好朋友。通过它们，生生不息的自我得以诞生。我们处处可见两极性。如果我们总是选边站，对抗另一边，或是批判一个是"好的"，另一个是"坏的"，这样就没有帮助。它们其实是同一个豆荚里的两颗豆子。比如，我们问你们：是照顾好自己更重要，还是照顾好别人更重要？

罗伯特： 是的。

斯蒂芬： 是说"是的"比较重要，还是说"不是"比较重要？感受自己的女性面比较重要，还是感受自己的男性面比较重要？是要积极还是要休息？当我们这样问，你可以看到，把相反的两极看成敌人或是彼此不相容，是多么愚蠢的一件事，尽管这是在病症或问题状态中经常出现的情况。好消息是，这样的关系可以从冲突崩溃转变成和解融合。你可以制造爱，而不是打仗。你可以是完整的，而不是被分割的。整合不会自动发生，它需要人性临在去完成。我们一直强调的是，你就是那个人性临在。

罗伯特： 如果你要做这件事，你需要与超越你的认知小我的智慧连接，但这只能从人性临在而来。这是通往神性的道路。

斯蒂芬：（顽皮地说。）赞美神！赞美神！

罗伯特：（顽皮地说。）阿门！

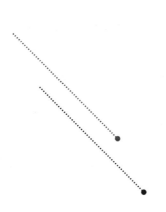

第 四 天
The Fourth Day

在英雄之旅中航行

斯蒂芬：我想要用伟大的美国当代诗人，玛丽·奥利弗（Mary Oliver）所写
的诗《野鹅》（*Wild Geese*）来开启美好的一天。这首诗是从她的诗
集《梦之书》（*Dream Work*）中撷取出来的。她住在马萨诸塞州的鳕
鱼角，每年秋天，都有成千上万的大野鹅飞越这里的天空到南方过
冬。它们就像我一样，不喜欢寒冷的冬天。到了春天，它们往北飞
返回家乡。她以此作为一个很美的比喻来谈论一个人回归自己的内
在。你会在诗中听见我们所说的生生不息大我的三个心智——头脑
心智总是会判断什么是好的什么是坏的；另一个是她称为"温柔动
物"的身体心智；以及超越我们的场域心智。

有些人会说一首诗中总有一句最重要的话贯穿全篇。你们很清楚，
总是第一句最重要。

你不需要尽善尽美。

你不需要卑躬屈膝。

步行千里沙漠只为忏悔。

你只需要让身体里的那只温柔动物去爱他所爱的。

告诉我你的，绝望，然后我将告诉你我的。

世界继续运转。

阳光，卵石般的清澈雨滴继续划过大地风景，

穿过草原和郁郁葱葱的森林，

越过高山和河流。

野鹅继续，飞翔在湛蓝清澈的高空，

再次踏上归途。

不论你是谁，不管你有多孤单，

世界带给你无限想象，

召唤你就像野鹅一样，犀利且兴奋地——

一遍遍地，宣告你在万物之中的存在。

斯蒂芬：在这首诗里，玛丽·奥利弗提出一个原则性的观点：世界是生生不息的。世界想要在你的旅程中帮助你。世界正在召唤你、支持你。感受这一切的能力是我们过去几天一直强调的重点。如何让你的头脑安静下来，倾听并感受——超级意识心智正在帮助我们苏醒，它试着帮助我们成为自己。我们愿意让它帮忙吗？

罗伯特：为了遵循我们爱尔兰的传统，我将朗诵一段爱尔兰的祝祷文，如下：

我祈愿你，不是在一条没有乌云的道路上，

也不是一个充满荆棘玫瑰的人生，

不是说你从来不需要后悔，

也不是说你永远不用感受痛苦。

不是的，那不是我对你的祈愿。

我祈愿你：

勇敢地面对试炼考验，

当别人把十字架放在你的肩膀上。

当你必须征服高山，

必须穿越深谷。

当希望的光芒看似渺茫。

神所给予你的天赋

可以在你生命中成长茁壮

让你把喜悦的礼物

分享给所有爱你的人。

愿你永远有个真心的朋友相随。

你可以全然信任，

在你悲恸难过时帮助你。

在你身边替你阻挡每日的风暴。

我对你还有另一个祈愿

每时刻的悲喜交替

愿你感受到与神更亲近。

这是我对你的祈愿，

也是所有关心你的人的祈愿。

我看见你的希望，

现在、永永远远。

罗伯特： 这一段祝祷文让我们体会到拥有守护者是一件多么棒的事——真心
的朋友，与更大场域更加亲近。所以你不是仅仅聚焦在物质所带来
的舒适和安全上，而是调频到你的天赋和你的良善如何在充满挑战
的环境里茁壮成长。我们会说这是英雄之旅带来的最深层次的成就
感。这不是"如果我全部都做对了，就不会再有任何痛苦，或是我
再也不会有悲伤，或是我再也不会遇到艰难"，不是这样。以上这
些事情都会在人生里继续发生。这些是我们所说的英雄之旅的试炼。
但好消息是，某些更深层次的美好东西也存在。愿你每天都能找到
它们。

斯蒂芬：（微笑。）年纪越大，日子越难捱！（学员们笑了。）当我与个案一起工作时，当他们突破自己并有了重大、美好的改变时，他们会说："这真是太棒了！我感到人生太美妙了！"我通常会温柔地打破他们的幻想："好好享受这个片刻吧，好景不长的。"（学员们笑了。）

罗伯特：药效总有一天会衰退的。（学员们笑了。）

斯蒂芬：药效会衰退，然而你现在更有能力去接纳处理眼前的问题，你的下一个问题将会变得更大。所以知道这一点不也很好吗？（学员们笑了。）

罗伯特：人生不会这么轻易放过你的——它不会让你做一个沙发懒虫！它会持续给你更多的挑战。

斯蒂芬：可以改变的是你与这些挑战的关系。你可以学会不把这些事看得太过个人化。你可以学会不论问题有多大，你自己的内在空间都会更大。

罗伯特：这来自你与自己建立的生生不息的关系。

斯蒂芬：以及某种超越你自己的，超越你的问题的关系。这是我们寻找的一个重大转变。问题会来，问题也会走。

罗伯特：这些是英雄之旅中的试炼和考验。

斯蒂芬：但是，你的人生不是一个问题，你不是一个问题。不过，从技术上而言，英语里总是这样说，"狗屎出现（shit happens）"，世事难料。（学员们笑了。）但我们也说，"转变发生（Shift happens）"。我们在寻求将你的"狗屎（危机）"转化为一个转机。（学员们笑了。）

罗伯特：经常会有个案来找我处理困难的议题。当他们下周再来的时候，我会问他们："一切都好吗？"他们会说："是这样的，情况还是一样，但这再也不是一个问题了。"我们是如何改变我们自己，使这些问题再也不是问题了？我们如何在试炼里找到召唤？在危机里找到转机？

斯蒂芬：我们在最后一天探讨这一点——你如何将这几天所学的带入日常生活中？能够从日常生活当中暂时退出，探索这些深层次的连接以及蜕变性的改变，这真的是一件很棒的事。但是英雄之旅的关键部分是回家。有时候你会很震惊地发现外面的世界并不是像我们在这个工作坊里所经历的这么友善和包容。在这世界上有很多人不想看到你苏醒。知道这一点不是很棒吗？（学员们笑了。）

罗伯特：而这些人是来考验你对于召唤的承诺和坚持的。他们对着你举起镜子，让你看清你的阴影。

斯蒂芬：所以我们要预先考虑到这一点，很清楚地知道这件事情会发生，同时也很清楚地知道当我们遇到这些"恶魔"时我们可以做什么，当遇到这些反对我们的人时该如何做才好。

罗伯特：因此，我们跟随英雄之旅的道路。

斯蒂芬：……真正地把它当作唤醒你的灵魂进入人类世界的象征。我们一直在探索你的丰富性如何远远超出你的思想，远远超出别人所认识的你。你是把你的天赋带给这个世界的一个令人惊喜的存在。

练习的重要性

罗伯特：带着天赋，去疗愈自己和这个世界的创伤。为了探讨这一点，我们要从一个必不可少的步骤——"实践"开始。在英雄之旅中，我们强调练习多于技巧。反复练习才会让你有持续的身份蜕变。这与技巧是不一样的。如果我们强调技巧的话，焦点就会变得狭隘。你聚焦在单一事件，然后想着，"天呢，我该用哪个技巧来订正这个问题？"你运用一些技巧，如果这些技巧有效，你就会说："太棒了！"如果技巧无效，你就会说："喔，见鬼，这些技巧无效。"

但是，英雄之旅的深刻蜕变并不是一劳永逸的过程。为了听见你的召唤，为了活出那个召唤，为了转化恶魔成为守护者，你需要大量的练习——你需要一而再再而三地重复做的事情。在任何事情上要达到大师境界都需要练习——运动、音乐、关系、生意。你不可能只使用一种技巧就可以获得一辈子的成功。你每天会做许多的练习来创造一个大师般的神奇之旅。因此我们的基本提问是：你致力于做怎样的练习？你每天的练习是什么？不是为你的工作做的，不是为你的家人做的，而是为你自己成为一个更美好的人做的。

斯蒂芬：我们检视一下不管是在工作坊或是治疗过程中，你可以通过这些练习达成的惊人改变——它们是许多出人意料的美好可能性的开始。种子撒进了这个世界。你现在可以感受到人生的许多可能性。但是要使这些改变得到巩固，让种子茁壮成长、成熟，就需要投入很大的热情去练习。如果你没有好好练习，看似充满希望的改变很快就会迅速磨灭。

罗伯特：你在这个工作坊里体验到是一种参考经验，让你可以在自己的英雄之旅中继续前行，活出生命的改变。

斯蒂芬：因此，当你做治疗或是教练时，关于持续练习是很重要的。弗洛伊德曾经说过，美好人生有两大支柱，其中一个是罗伯特讲到的"工作"，另一个是"爱"。而关于"爱"这件事，弗洛伊德实际上指的是"家庭"。因此，根据弗洛伊德的说法，美好人生就是你如何与工作以及家庭有好的连接。我们会说这样还不够。你需要第三个支柱，也就是你与自己的关系。要建立第三个支柱，你需要每天练习。每天给自己一些专属于自己的时间和空间。因为当你跟你的家人在一起时，或是跟你的爱人在一起时，你无法只顾及自己，你对他们有责任，要照顾他们。很明显，在工作上，你也无法只顾你自己——你有工作上的责任。因此，在你的家庭和工作中，你需要对别人负责任。但是关于每日练习这件事，只与你自己的自我关系有关。因此，如果你想要活出英雄之旅，你必须要有一个对自己的承诺——每日练习。

罗伯特：如果你不给自己每日练习的承诺，对自己的关注通常就会被迫转变为病症出现。

斯蒂芬：罗伯特曾提到他爸爸抽烟这个习惯，然后他爸爸提到关于抽烟这件事："这是我为自己所做的一件事。"抽烟变成是他爸爸的每日回到中正的练习。

罗伯特：没错！

斯蒂芬：但是我们会说，这是一种假象的回到中正的练习。抽烟好像把你带回到自己身体里，但是你需要放弃你的身体健康来获得它。

罗伯特：如果你没有承诺用一种回到中正的方式与自己连接，那你就会用一种偏离中正状态的方式与自己连接。在生活中呈现出来的样貌就是所有病症的表达，一种偏离中正的渴望——抽烟、网络色情成瘾等。

斯蒂芬：暴饮暴食。

罗伯特：各种成瘾问题，基本上就是人们在自己身上做的偏离中正状态的练习。

斯蒂芬：如果我们问一个成瘾者，就可以很清楚地看到这一点："花一点时间，回想你第一次沉浸在成瘾问题里，比如第一次抽烟。"当那个人与那种经验连接时，你通常会看到他脸上"嗯嗯，很爽"的表情，那是放下自我意识控制，对更大的场域投降的感觉。如果没有这种开始时的正向体验吸引他，成瘾者也不会被那个行为吸引。他们可能会说："喔，我感觉抽烟真是糟糕透了，我还是找其他的成瘾事情来做吧。"（学员们笑了。）"那种成瘾的技巧无效。但没关系，还有千千万万种成瘾的方式可以尝试！"（学员们笑了。）

罗伯特：我们在说的是，成瘾与你自己某种更深层的部分连接，是在你自我意识控制之外的。这是所有人的基本需求，如果我们没有带着人性去培养那个部分，那个部分就会被无人性地对待，就会变成成瘾问题。有时候，我会对个案说，"如果你人生最大的享受就只有这个成瘾，岂不是很可悲吗？你一定对自己的人生没有做过什么探索。"

斯蒂芬：如果你最亲密的关系是与一支香烟建立的，那么你至少也应该考虑一下其他的可能性吧。（学员们笑了。）

罗伯特：所以，为了与你的中正状态以一种正向的方式连接，你需要做很多练习。你需要练习如何与自己的中正状态同频、与自己的生命召唤同频、与你的资源同频。为了成功活出你的英雄之旅，你需要练习这一切。

斯蒂芬：顺带一提，你不做练习的头号借口是什么？

学员异口同声地说："我没有时间！"

斯蒂芬：这不是很神奇吗？不是只有你会用这个廉价的借口——每个人都会用这个借口！你发现，每个人都会用这个借口，你知道这不是你原创的点子。每个人都有同等的机会被"异形"或是"恶魔"附身。这些"异形"的想法是一种催眠的内在对话，让你与你的中正状态以及资源"分离"。要小心，不要被它们附身了！

有时候我会建议个案，他们可以想象一群食尸鬼在离他们身体不远的地方扎营。这些食尸鬼只是等待一个机会，等你离开你的中正状态，他们就可以入侵并啃食你的灵魂。（学员们笑了。）这种情况通常会发生在你拒绝或是诅咒你内在的某个部分时，因为当你这样做时，你就跟你的中正状态解离、分家了。一旦这种情况发生，他们会说："弟兄们，这个人已经走了，我们搬进去住吧！"接下来你就会感到一种被啃食的感觉，某种东西在啃食你的内在。（斯蒂芬模仿食尸鬼在啃食人类灵魂的模样。）而这就是"异形"在啃食炭烤灵魂的模样。（学员们笑了。）

罗伯特：就这样，生命召唤的能量逐渐飘散，离你远去。然后你感觉电视节目越来越好看。无病呻吟，怨天尤人的模样看起来很吸引人。

斯蒂芬：所以我们有这种说法，"每天坚持回到中正状态的练习，'异形'就无计可施，无法入侵你！"（学员们笑了。）为了确保每天做练习，你需要检视一下每天催眠自己不去做练习的声音是什么。在借口清单上，第一名绝对是"我没有时间"。有人会说："但是我现在就是没有时间，等我有空时，我一定会去做练习。"我们可以保证一件事：你永远没有足够的时间。

罗伯特：人们经常问我："你怎么有时间写书？"我说："你永远找不到时间，将来也找不到时间，你必须自己创造时间。"还记得我之前讲的那个以骑自行车作为解决问题的创始人吗？很多人听到这个故事就会说："喔，那听起来很棒。我真希望自己有时间可以骑自行车！"对于那个创始人而言，他在说的是："这绝对是我成为一个优秀领袖的旅程中必须做的练习。我必须腾出时间来骑自行车。"

斯蒂芬：不然的话，你就无法精通罗伯特所说的"内在游戏"。

罗伯特：还记得那个创始人说："作为一个领袖，我必须保持自己最高质量的能量？"他安排时间把负面能量大声喊出来，同时也花时间运动。这些是他为自己做的事，用来管理并滋养自己的能量。因此我们说，为了实现你的英雄之旅，你必须找到适合你的每日练习。我们会给你一些建议，教导你如何做。

通过延伸觉察进行自我护持

斯蒂芬： 我们要带领你们做的第一个练习，称为自我催眠方法。你也可以把这个练习看作自我护持或是自我连接的练习。当人们问艾瑞克森关于自我催眠的技巧时，他会说："是的，贝蒂（Betty）很乐意示范给你们看。"贝蒂是艾瑞克森的太太。当时是 20 世纪 70 年代，他用对讲机联系他的办公室和家里的客厅。他会按下对讲机，然后说："贝蒂，他们想知道关于自我催眠的事！"他太太会回答："好的，我马上就来。"然后她就会出现在办公室，跟我们分享如何做自我催眠，就如同我们等一下要带你们一起做的一样。

这个练习的重点在于，把自我接纳作为一种充满创造力的策略。我们一直在强调，在英雄之旅中，你不要压抑或是消灭能量。相反地，你要练习如何与之融合，然后带着创造力参与其中。"接纳"是一个很有意思的词，它拥有很多意义。我们并不是说被动地接纳所有来到眼前的事物——一种"好的，随便怎样都可以的态度"，而是进行充满活力的练习——在一个中正的、生生不息的场域里接纳它，然后对它如何以一种正向的方式进一步打开产生好奇。

罗伯特： 在你的英雄之旅中，不是只有充满喜悦的时候，也有艰难痛苦的时候。你必须接纳喜悦和苦难，将它们转化为你前进的能量。

斯蒂芬： 你要练习这个关系序列——（1）在你身体内找到中正状态，（2）与你的正向意图同频，（3）对着场域打开，（4）通过你的中正状态接受任何在场域里出现的，（5）加上你的个人资源，（6）再次与你的正向意图连接，（7）不论你发生了什么样的改变，带着你所学到的回到现实世界中。然后觉察接下来会出现什么，并且再做一次。这样你才能真正训练自己成为精巧敏锐的同频管道，一个以一种正向的方式吸收并转化的归于中正的正向意图场域。

罗伯特：你是一个能量转化器。就像前文提到的那个高阶主管的例子，不论任何问题来到眼前，接纳它并转化它，用来帮助实现生命的召唤。顺势将它转化为人生使命的助力。

斯蒂芬：在这一点上罗伯特的太太黛博拉（Deborah）是一个很好的榜样，她是罗伯特在法国上课时的翻译。她是一个业务能力非常强的实时口译者，同时也是一个舞者。她带着一种美丽的、归于中正状态的临在站在那里，将罗伯特的话消化吸收，抱持那些字句一会儿，然后翻译表达出来……她说得甚至比罗伯特好！（学员们笑了。）她用一种凡人做不到的方式去芜存菁，神乎奇迹地过滤掉罗伯特多余的话语。（学员们笑了。）

罗伯特：这是真的。我说了一些话，然后我听她用法语再说一遍，我心里就想，"没错，这就是我真正想说的话！"（学员们笑了。）她很神奇地表达出话语里的精华以及概念的精髓，把所有不必要的废话去掉。

斯蒂芬：这就是关于你自己成长的过程。如何调频到你的神经系统，你的身心，在一个生生不息的场域里用一种充满创造力的循环，深刻地接纳和给予。

罗伯特：接纳、转化、过滤，然后给予。

斯蒂芬：然而，通常我们所谓的"思考"会堵塞所有这一切。思考会堵塞接纳，所以你无法从这个片刻获得任何新的信息。思考会堵塞运作过程，也会堵塞给予。如果你关闭接纳的大门，堵塞给予的通道，你就没有办法拥有创造力或蜕变能力。因此，这是一个打开门的小练习，允许你自己再一次在这个世界中成为有蜕变能力的临在。以下是基本步骤概要。

> **练习：运用持续的觉察力，进行以健康与疗愈为目的的自我护持**

1.发展一种舒服的、接纳的状态。

2.设定你的正向意图。

3.催眠引导：反复陈述以下句子，每次述说时都加入新的内容：

现在我觉察到我看见＿＿＿＿＿＿＿＿＿＿＿＿＿＿＿＿＿＿

现在我觉察到我听见＿＿＿＿＿＿＿＿＿＿＿＿＿＿＿＿＿＿

现在我觉察到我感觉＿＿＿＿＿＿＿＿＿＿＿＿＿＿＿＿＿＿

4.下一个陈述句循环：

现在我觉察到我看见＿＿＿＿＿，然后我允许它带领我进入更深层的催眠状态里（呼吸并且放松）……

现在我觉察到我听见＿＿＿＿＿，然后我允许它带领我进入更深层的催眠状态里（呼吸并且放松）……

现在我觉察到我感觉＿＿＿＿＿，然后我允许它带领我进入更深层的催眠状态里（呼吸并且放松）……

5.一旦进入催眠状态：关注、接纳、允许每种体验形式贡献答案：

现在我觉察到＿＿＿＿＿正在发生，我允许它向一个生生不息的解决方案打开……

6.当准备好了，允许整合并移动超越问题本身：

现在我允许所有一切整合进入一个生生不息的解决方案中……

7.感受自己在未来的全新反应。

8.感激和承诺。

9.当你准备好时，让自己轻松地恢复清醒。

斯蒂芬：开始，花些时间进入一个舒适的位置。这是一个非常简单的过程。

从让你自己安定下来、放松下来开始，然后将所有对外、对其他人的注意力切换到关爱自己的觉察上。

罗伯特： 将你的第一注意力放在自己的中正状态里……带进你的身体里。

斯蒂芬： 允许自己切换到一个观察者的角色上。

罗伯特： 将你的觉察带到你的呼吸里。

斯蒂芬： 让你的呼吸同频你的脊椎……你完全不需要做任何事，只要放松……让你的头脑放下所有的我执和挂念。

罗伯特： 从你的双脚开始，感觉你的身体……通过你的大腿和脊椎向上走。

斯蒂芬： 一旦你安定下来，放松下来……去感觉为你今天的工作……所设定的一个正向意图……去感知你的生命召唤。你在人生的此时此刻听见自己的生命召唤，你感受到了什么？

罗伯特： 让你的呼吸一再地提醒你生命最深层的召唤。

斯蒂芬： 不要在你头脑里抱持这个召唤……看看你是否可以在你的中正状态里抱持它……没有任何肌肉紧绷……你不需要执着于它……一个没有重量的身体，一个没有重量的头脑。

罗伯特： 把它带到你的呼吸里。把生命召唤呼吸进来。

斯蒂芬： 一旦你感受到你的正向意图，发展生生不息的催眠便是打开、接纳，以及运用在每个伟大意识时刻所发生的一切的过程。

罗伯特： 转化出现的任何事物，让那股能量带你向着你的生命召唤前进。

斯蒂芬： 现在我们要带你们做的练习是一再重复地运用三个陈述句。第一句话是"现在我觉察到我看见……"

罗伯特： 留意在你心里或是你的视觉场域里浮现的是什么图像？什么画面？就让它们待在那儿。

斯蒂芬： 然后接着说："我把它们带到我的脊椎里……带到我的中正里……让它们从我的中正里浮现……进入场域里……然后放松。"

罗伯特： 第二句话是"现在我觉察到我听见……"

斯蒂芬：外在的声音，内在的对话……

罗伯特：……心里的问题……批判的声音……不论出现的是什么声音。

斯蒂芬：比如，现在我觉察到我听见我女儿的声音。接着，"我把这个声音带到我的中正里……让我的中正打开并进入这个世界……允许我达成我的目标……然后……放松……放下……全然放下。"

罗伯特：运用你的呼吸，允许自己把这感觉往下带，然后放下。

斯蒂芬：第三句话是："现在我觉察到我感觉……"

罗伯特：比如，"现在我觉察到我感觉我的肩膀很紧绷。"

斯蒂芬：然后我把这股能量带进我的脊椎里……

罗伯特：……带进我的中正里……

斯蒂芬：……从我的中正里打开……

罗伯特：……进入这个世界……

斯蒂芬：……让我的梦想实现。

罗伯特：放下并且放松。

斯蒂芬：不需要做任何事。

罗伯特：然后重复第一句话，"现在我觉察到我看见……"

斯蒂芬：留意有什么视觉画面出现。

罗伯特：把它们带进身体里。

斯蒂芬：……打开你的中正……

罗伯特：……带进场域里……

斯蒂芬：……将这股能量带进你的目标里。

罗伯特：放下。

斯蒂芬：不需要做任何事……

罗伯特：……只需要放松。

斯蒂芬："现在我觉察到我听见……"

罗伯特：把它带进你的中正里。

斯蒂芬：从你的中正打开。

罗伯特：让它出来……进入这个场域里。

斯蒂芬：一股美好的能量进入这个世界。

罗伯特："现在我觉察到我感觉……"

斯蒂芬：让这个觉察进来……成为能量。

罗伯特：放手……然后放松。

斯蒂芬：现在我觉察到我看见……

罗伯特：看见什么？空间的画面……还是回忆？

斯蒂芬：把它们带进你的脊椎里……带到你的中正里……

罗伯特：……打开并进入场域里。

斯蒂芬：就像一颗星星向天空绽放……闪烁的能量……光芒。

罗伯特：放手……什么都不需要做。

斯蒂芬：享受这条路……然后放松。

罗伯特：现在我觉察到我看见……

斯蒂芬：有这么多事物来到你心里……让它们像河流般流经你的身体。

罗伯特：向下进入你的中正……

斯蒂芬：……向着这个世界打开……一个美好的循环……催眠……形成。

罗伯特：放下……

斯蒂芬：……接收……打开……释放。这样你可以开始感受那种感觉。所有
进入你意识的事物，接收它们……呼吸穿越你的身体……让它们将
你更深入地导向你的道路上。

罗伯特：现在我觉察到我听见……

斯蒂芬：你听见了什么？音乐？声音？

罗伯特：呼吸进入你的身体。

斯蒂芬：让能量流动。

罗伯特：在中正中抱持它。

斯蒂芬：一个宇宙的通道。

罗伯特：让它踏上这个旅程。

斯蒂芬：所有一切都是一个内在的循环……再次开始流动。

罗伯特：深深地放松。

斯蒂芬：让它流经你身体的每个部分。让它流经你的灵魂之血。

罗伯特：现在我觉察到我感觉……

斯蒂芬：让它流动……进入大地……

罗伯特：……现在。

斯蒂芬：种子……

罗伯特：象征……

斯蒂芬：打开……

罗伯特：打开……

斯蒂芬：花朵……

罗伯特：放下……

斯蒂芬：在你的身体里……

罗伯特：放松……

斯蒂芬：你的创伤可以疗愈。自我疗愈正在发生。

罗伯特：跟自己的连接。

斯蒂芬：当你跟随时，简单地允许同频……每个时刻的觉察……你看见了什么……

罗伯特：……你听见了什么……

斯蒂芬：……你感觉到什么……允许这一切流经你的中正。

罗伯特：通过你的临在转化它。

斯蒂芬：然后让你的中正……在一个美丽的夜晚……就像一颗闪耀的星星……向这个世界绽放光芒……在那里有你的生命召唤……你的生命召唤。

罗伯特： 然后放松。

斯蒂芬： 在这个过程中你去感受，你最深刻的创造力自我深埋在心底，不被世界控制。它深深地存在于你的中正里……散发支持的光辉。

罗伯特： 生生不息的创造力和蜕变是你自然存在的一部分。

斯蒂芬： 花点时间去感受一下这个通道。记住玛莎·格雷厄姆的至理名言："保持你的通道打开。"这是你给你自己的礼物。

罗伯特： 这就是你的工作和你所要做的事："保持你的通道畅通。"

斯蒂芬： 或许你想要许下一个简单的誓言。

罗伯特： 一个承诺。

斯蒂芬： 一个承诺……关于你和这个部分的关系……愿你永远是第一个去触碰它的人……愿你永远与它有最深的连接……在那里，你会找到爱与自由……爱与自由。慢慢开始回到这个教室的自由……感觉那个连接……把礼物带回来。

罗伯特： 当你再次回到现在这个教室……当你再次与外在世界连接，当你睁开眼睛时，你看见了什么？你听见了什么？你感觉到了什么？

斯蒂芬： 欢迎回来！欢迎回来，你们都是英雄之旅中的伟大英雄。

罗伯特： 当你准备好了，花几分钟时间，找一个伙伴，与他分享你刚才的体验。

旅程上的五律：
流动、断奏、混沌、抒情、宁静

罗伯特： 加布里埃尔·罗斯（Gabrielle Roth）的五律构成了基于身体动作的练习，教导我们根植于自己的身体，打开我们的心，安静我们的头脑，感觉我们与这个我们身为其中一部分的更大场域的连接。五律既是一张地图，也是一个练习，这是加布里埃尔·罗斯多年来对于人们在生活中能量流动的观察和研究成果。罗斯在她 1997 年所著的《让你的祈祷流出来：灵性练习动作》（*Sweat Your Prayers: Movement as Spiritual Practice*）中曾经说过："能量以波动的方式流动。波动以模式的方式进行。模式以韵律的方式前进。一个人身上具有这一切：能量、波动、模式、韵律。"

她指出有五种韵律——流动（flowing）、断奏（staccato）、混沌（chaos）、抒情（lyrical）和宁静（stillness）——这些会组成一个波动，一种用于蜕变的"后设模式（meta-model）"①。（见图 4.1）这五律是某种"原型能量"，通过这些能量我们的个人中正/资源逐步变得更加明确、对场域更开放，与场域连接得更好。罗斯这样说：

"在流动中你发现你自己。在断奏中你明确你自己。混乱帮助你溶解自己，所以你不会固守和僵化在你已经发现和明确的自我里。抒情启发你投注热情于深刻地挖掘你能量的独特表达方式。而宁静允许你进入一股抱持你的更大能量中，所以你可以再次开始这个过程。"

---

① 就像所有天才的作品一样，五律也非常普通，并且看起来非常简单。五律基于一系列的地图，学习最主要也是最优先发生在身体层面。身体心智的智慧会滋养认知心智，这个学习过程是从脚开始（保持在脚的部分），而不是从头开始。如果你对于这样的练习有兴趣，加布里埃尔·罗斯和她的团体（镜子团体）制作了CD教大家用舞蹈跳出五律。这个音乐CD会带领你体验五律：骨头（CD2-6），启动（CD1-5），催眠状态（CD4-8），部落（CD1-5），无止境的波动（CD1-2）——加布里埃尔·罗斯的声音会带领你感受流动。

在世界各地，你会看到很多老师和工作坊在教授加布里埃尔·罗斯的五律。她也写了三本兼具启发性和实用性的书籍：《让你的祈祷流出来：灵性练习动作》（*Sweat Your Prayers: Movement as Spiritual Practice*，Los Angeles, CA: J.P. Tarcher, 1997），《通往极乐的地图：狂野心灵的疗愈之旅》（*Maps to Ecstasy: A Healing Journey for the Untamed Spirit*，Novato, CA: New World Library, 1998），《连接：直觉智慧的五思》（*Connections: The 5 Threads of Intuitive Wisdom*，Los Angeles, CA: J.P. Tarcher, 2004），这些书加深你与你的练习的连接。关于相关课程、老师、音乐和书籍，可以参阅以下网站，www.gabrielleroth.com。另一个参考网站是 www.movingcenter.com。

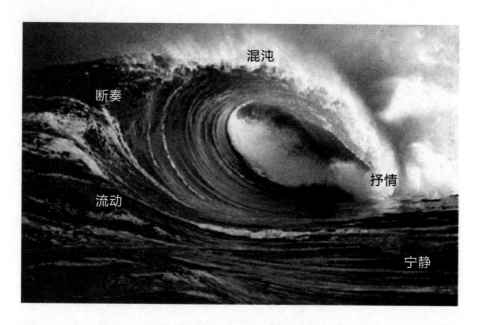

混沌

断奏

抒情

流动

宁静

图 4.1　加布里埃尔·罗斯的五律构建了一个波动

罗伯特：我们从流动的韵律开始创造波动。我们已经在"积极地回到中正"这个练习中探讨了几个流动的特性。它始于你的双脚脚踏实地。（罗伯特示范如何做。）从在扎根于大地的状态中，你开始连贯自如地动起来，没有任何刻意的用力。就像我们在"积极地回到中正"练习里做的，移动是以画圆圈的方式不断循环的。罗斯说流动是阴柔的女性能量的韵律。

当你流动时，如果你没有脚踏实地、没有回到中正会发生什么情况。你会体验到它的阴影。你会困在一种懒洋洋的状态中，或者开始"随风摇摆"。

斯蒂芬：（斯蒂芬示范迷失在松散的流动状态里。）喔，是的，我会随风而去。（学员们笑了。）

罗伯特：这也就是你为什么需要断奏的原因。断奏会设定界限。（罗伯特动作示范如何强烈地设定界限。）你可以说这是韵律的男性能量———一种阳刚的节奏。这是流动里相对于阴性的阳性一面。断奏的中正形式是专注、全神贯注、投入、设定清晰的界限等。它失去中正的那一面是僵化、攻击性与暴力。

混沌是一种避免你过于僵化的韵律。混沌是一种释放、放下的能量，特别是要放松头部和颈部。（罗伯特示范身体动作。）你在释放固定框架，放下固定模式。混沌失去中正、阴暗的那一面是困惑、失序、感觉被淹没。但是混沌的正向功能是放下。

一旦你放下，你就可以自由地表达新的精妙感受。这会带你来到罗斯所说的抒情节奏——在这种节奏里你感受到轻盈、有创造力、顽皮的能量。如果你没有回到中正，你也会陷入抒情的阴影中，浅薄、肤浅，或者十分低俗。

在轻盈与自由之后，接着而来的是宁静的韵律。宁静不是能量的缺失，它是一种能量的全然临在，它允许我们与自己连接，同时连接到超越我们自身的那个更大部分。罗斯说通过这种韵律，你将进入一个更大场域。宁静的阴暗面是懒散、解离、跟身体失去连接、迷失在场域里。回到中正状态的宁静是一种全然临在的空无形式——你成为与场域连接的中正。

斯蒂芬： 当你行走在英雄之旅的旅程中时，你将会需要这五种不同韵律带来的能量和礼物。你从一种中正的宁静状态开始，然后进行探索的流动，接着把一些小的部分慢慢组织起来，并且强调其中的差异性。你接着需要放手、放下，释放自己进入一个更大的未知里：一种可以允许你自己用充满创造力的方式去表达精妙能量的自由。在这趟旅程之后，你再次回到宁静的中正里，与你自己以及更大场域重新连接，体验到发展出来的完整礼物和天赋。

罗伯特： 事实上，我们可以用五律与英雄之旅相互呼应。流动（发现自我）可以连接到寻找个人的生命召唤。断奏（定义你自己）提供勇气和决心，可以正向响应召唤并跨越门槛。混沌（让自己溶解）允许自己进入一种需要转化恶魔和阴影的内在状态。抒情（表达自我）是一种与自己独特资源的全然连接，并且完成这个任务。宁静（与超越自己的部分连接）是一种"回家"的强大资源，并且准备好展开下一趟旅程。

斯蒂芬： 当你想要达成你的梦想或是遭遇问题、困难和阻碍时，五律会给你一种独特的方式去感受你的状态。你可能会发现，当你在教练别人，或是内观你自己的状态时，也就是你忙于某事时，你可能错过、遗漏其中一种能量。当你失去中正状态时，你可能困在其中一种能量里。比如，当你开始思考你的未来时，你可能失去流动的能力。

罗伯特： 五律中的每一种能量都有许多表达方式，最明显的就是舞蹈和其他"身体动作"。它们同时也有相对应的视觉和听觉表达（在艺术和音乐里），在许多基础的练习中这些表达可能是一种内在驱动因素。

你可以在许多对话中感受这些能量。当然你会在语调里感受到这些。因此你可以听到一种流动的声音（罗伯特示范声音的变化）……或是一种断奏的韵律（示范一种尖锐的声音）……一种混沌的声音（开始口吃地说话），一种抒情的声音（用一种优美的调子说话）……或一种非常宁静的声音。

斯蒂芬： 埃克哈特·托利（Eckhart Tolle）所著的《当下的力量》就是关于宁静的声音最好的例子。

罗伯特： 一种非常……非常……缓慢……宁静……的声音。（学员们笑了。）

斯蒂芬： 是的，他说话非常非常缓慢。要跟他一起吃饭是一件非常痛苦的事。他要花20分钟的时间请你把奶油递给他。（学员们笑了。）事实上，如果你喜欢听音频书，绝对不要选他的音频书。你可能要花三年的时间才能听完他的一本音频书。因为书中大部分都是话语之间宁静的片刻，很宁静。现在……我……想要……你有充裕的时间可以在他两句话之间出去买个三明治。因此，埃克哈特可以学习一下更多地流动。（学员们笑了。）

罗伯特： 或是抒情。他需要更多一点爱尔兰味道。（学员们笑了。）事实上，当我去一家公司做咨询工作时，我会感受一下场域里的韵律。是流动的？还是僵化的（断奏的阴暗面）？或是这家公司场域里断奏完全不存在，整家公司没有清楚的界限和规矩。公司经常是混沌的，有许多彼此冲突的能量。是抒情的吗——轻快、好玩、有创造力、善表达？是否有个宁静的地方？在许多公司里有个很大很大的缺失，他们没有一个安静下来的地方。总是冲、冲、冲、冲、冲！做更多、更多、更多、更多、更多，做更多！

斯蒂芬： 而这就会产生很多渡渡鸟。（学员们笑了。）

罗伯特： 当宁静不被允许或是不被支持时，它通常会用一种病症的方式呈现，阻止你，强迫你要休息。

我们想做一个简单的练习，帮助你探索这些韵律。我们要了解罗斯开发的身体探索练习，并不只是一个理论模型。我们必须在身体里体验到这些。我已经练习五律舞蹈超过四年了，我发现它是一个非常强而有力的、转化蜕变的练习。如果你们学过NLP，我会说这是身体心智的卓越练习。

接下来，我会带领你和你的伙伴一起做五律练习。其中一人当A，另一人当B。一开始我们与自己的中正连接，伙伴彼此连接，就像我们之前练习做的一样。每个人会带着一个正向意图——可以是一个目标，或是想疗愈的部分，或是需要转换的心魔。你不需要说出来，只需要把它带进你和伙伴共享的场域里。

一旦你们两人深刻连接，斯蒂芬和我会带领你们体验每一种韵律。做一个示范，我是A，我首先带进流动的韵律，然后B斯蒂芬会跟随我的动作。（罗伯特开始像"流动"一般地做身体动作，斯蒂芬跟随他的动作。）当A开始流动时，保持跟自己中正的连接以及跟你伙伴的连接。（罗伯特和斯蒂芬继续彼此"流动"着。）允许你自己探索流动。让它带着你慢慢向前，同时保持与自己的中正连接。

在某个点上，我们会换人带头，现在斯蒂芬带头，我跟随。（换斯蒂芬带头，罗伯特跟随，流动韵律转换了。）我们会来到某个时刻，没有人带头。我们感受一下那个场域如何引导我们。（当罗伯特和斯蒂芬开始流动地舞蹈时，学员们笑了。）

（开玩笑地说。）我知道自己感觉很棒，你感觉也是很棒吗？（学员们笑了。）

在那个场域里，我们各自与自己的正向意图同频，看看我们如何带着那个意图舞出流动。所以我们开始探索，在不同的韵律里如何感受到那个意图。

接着我们进入下一步，断奏。再一次，A带领，B跟随。（罗伯特开始断奏的舞蹈，斯蒂芬跟随。）接着，B带领，A跟随。（斯蒂芬开始带领。）接着没有人带领，两人共同感受场域带领着一切。你试着感受自己既不是带领也不是跟随，你们两人是被某种共同关系，以及超越的能量引导着。接着，你带进你的意图，看看当你带着你的意图沉浸在断奏舞蹈里会发生什么事。

我们探索：当我舞动这个韵律时我是谁？我的伙伴是谁？我们更深层的关系场域是什么？当我在这个韵律里探索我的意图时发生了什么事？

接着，我们切换到混沌。（当罗伯特和斯蒂芬以混沌的样子舞蹈时，学员们笑了。）当你进入混沌状态时，会有更多的自发性，有更多的自由。你全然放下。（能量增强，罗伯特、斯蒂芬和学员们都笑了。）

斯蒂芬：我突然变成约翰·特拉沃尔塔（John Travolta）。（学员们笑了。）

罗伯特：你们两人之间的距离可以改变。不必一直触碰着对方。接着，你们要按照同样的顺序转入抒情阶段。（当罗伯特和斯蒂芬带着抒情的感觉跳舞时，学员们笑了。）

斯蒂芬：（大笑。）接着是复活节兔子跳舞。我希望这一段没有被录像！（学员们大笑。）关掉摄影机！（学员们大笑。）

罗伯特：然后你进入宁静。此时你更深地与自己连接，回到自己的内在。（罗伯特和斯蒂芬安静下来，进入宁静，深呼吸，触碰他们的丹田中心）。再一次，通过宁静与自己的意图连接。

斯蒂芬：你发现这个练习允许你运用韵律，首先找到与自己的连接，其次找到与别人的连接，之后与那个超越你们两者的场域连接。在那个场域里，你带进你的意图，看看所有连接和韵律如何帮助你用一种生生不息的方式去感受意图。

当你在跳舞时，重要的是韵律的质量，而不是动作幅度的大小，质量决定一切。你可以在很细微的动作里保持断奏。男女老幼都可以跳这个五律舞蹈。

斯蒂芬：就算坐在轮椅上也可以跳这个舞蹈。

罗伯特：我最近跟一个四肢瘫痪的女士一起跳五律舞蹈。她全然地投入，身体任何可以动的地方都用来跳五律舞蹈。每个人找到自己能做的动作，让自己感受那个韵律，同时与自己的中正连接，向场域打开。所以五律舞蹈是重质不重量的。

斯蒂芬：我们希望你体验到这个练习的独特性之外，连接五律对于英雄之旅是非常重要的。为了实现你的生命召唤，你需要一种在中正状态里的流动、断奏、混沌、抒情和宁静。如果你没有这样做，你会在创造力旅途中卡住。也就是说，这些韵律可以让你深化你与它们的关系，帮助你实现你最伟大的梦想。

> 练习：探索五律

罗伯特： 现在我请你们去探索五律。在你周围找一个空间。与你的伙伴一起，确保你们有足够的空间。分散开，找到适当的距离，然后你和你的伙伴面对面站着。花些时间决定谁当A谁当B。

我们希望你在这个简单的练习中获得深刻的体验。不仅仅是发展亲近与连接，也探索五律如何帮助你转化障碍，实现你的梦想和正向意图。

斯蒂芬： 注意，一种简单地做这个练习的方式就是傻傻地去做。就像我们刚才示范的那样，大家都觉得欢乐，也笑得很开心。但同时，你要保持与你的英雄之旅深刻同频，感受这些韵律如何正向地帮助你。

罗伯特： 要做到这一点，简单的方法是在开始时创造一个神圣的空间。当然，这包括在开始时花些时间回到中正。开始，面对你的伙伴，双手放两边。闭上眼睛，花点时间安定下来，回到你的中正。当你感受到自己的中正时，用你的手触碰身体那个中正所在的地方，非常有帮助。确保双脚稳稳站在地上。把你的意识带进你的双脚。

斯蒂芬： 是时候放下你的表现心智……那个总是想要取悦别人的部分。把现在这个时间用于自我关心……自我见证……自我发现。

罗伯特： 确保你感觉到中正、脚踏实地、与你自己连接。花些时间同频到你的正向意图。你想要实现的梦想是什么？你想要解决的问题是什么？你想要疗愈的伤痛是什么？感受生命召唤……同时保持与自己中正的连接。

当你想到正向意图时，你可以睁开眼睛……与你的伙伴眼神交会，与你的伙伴连接。在你的中正里保持觉察……将你的觉察延伸，包容、接纳你的伙伴。一旦你准备好，伸出你的双手，掌心朝向你的伙伴。不要碰到你伙伴的手……只是感受那股能量。

斯蒂芬： 走到那个正好可以感觉到彼此掌心间能量场域的位置。彼此的手几乎要真的碰到，但是没有。

罗伯特： 你像镜子一样模仿对方，你们两人之间没有谁更多主导谁，或是更少主导谁。探索一下连接的感觉——一种以让你们培养安全、信任与亲密的方式给予和接受。

当你们准备好了，伙伴A，允许自己用一种流动的方式，温柔地移动你的手和身体。让它很缓慢地开始。保持与自己的中正连接，以及与你的伙伴连接，感受流动如何开始流经那个连接。伙伴B，你在模仿伙伴A。不必要求完美，让自己感觉跟随那个连接。保持温柔的眼神，感受向四面八方打开，让你的身体心智带领你流动。

伙伴A，让流动的感觉继续进来……进入你的双肩……进入你的膝盖。在你感觉舒服的范围内移动，同时同频到你的正向意图。你想要把怎样的梦想或正向意图带进这个场域？当你把它带进来，让你自己跟着流动……一起流动……流经它，让它流经你的全身。

斯蒂芬： 保持与正向意图以及你的伙伴连接。觉察这两者如何彼此互补。

罗伯特： 你带进舞蹈里的也可能是创伤或恶魔。只管与它一起流动，保持与你的中正以及你的伙伴连接。

现在伙伴B，换你带领……伙伴A，换你跟随。感觉你们两人之间的连接。感受一直与你们同在的流动的能量。

斯蒂芬： 继续与你所抱持的同频共振正向意图连接。你可以留意同频共振的感受如何让你的身体更深地放松，进入流动状态……你进入流动状态的身体动作变得更加流畅，对新的境界打开……一种有创造力的流动在许多层面上发展。

罗伯特： 现在，让流动的韵律带领你们两人。没有谁在领导，也没有谁在跟随。感受流动的韵律，让它带着你们俩动。

斯蒂芬： 让流动的韵律帮助你们用一种新的表达方式打开你们的正向意图并

流动。

罗伯特：感受你们两人之间的生生不息的空间。允许能量在那个空间里继续产生，越来越多地流动。

伙伴A，让你自己感觉断奏的韵律开始出现在你身上。感受那个节奏。感受那个强度。跟随它，让它变成你的韵律。再次强调，保持自己的中正。保持你的中正，保持与中正里的正向意图连接。

斯蒂芬：当你将意图置于断奏的能量中，开始用另一种方式感受你的正向意图。

罗伯特：断奏是用来定义你自己的。让你用重复性的动作表达，以便让你的伙伴可以跟上……一个美好的身体断奏模式……现在伙伴B，换你带领，然后伙伴A，换你跟随。定义你自己。（可以听到规律的拍手声音，低沉的吼叫声。）记得你的正向意图。保持自己处于中正状态。（声音越来越强，形成一种模式。）……很好。

现在让这个场域引导你进入混沌……感觉越来越深入自己的中正……伙伴A，深深地进入混沌的核心……放下所有的规矩，所有的秩序……现在伙伴B，与混沌连接……感觉并跟随中正的混沌……伙伴A，换你跟随……现在伙伴A和B，没有谁在带领……找到混沌的整合场域，让它带领你们两人。（有节奏的声音继续，速度逐渐加快。）

斯蒂芬：不论在场域中有什么样的能量，让它带领你，记得你的正向意图……保持中正……放下……让这股能量带领你探索正向意图。（拍手的声音继续。）

罗伯特：现在你们已经完全放下了，伙伴A，找到并感受抒情的轻盈开始流经你……伙伴B，跟随伙伴A的抒情舞蹈。感受抒情的那份轻盈，用一种好玩的方式表达抒情。

斯蒂芬：记得在舞蹈里感受你的正向意图……这种好玩的舞蹈如何用许多愉

悦的方式表达正向意图。

罗伯特： 保持中正……感觉轻盈……伙伴A，用一种独一无二的方式表达你的正向意图……伙伴B，现在换你带领好玩的、温柔抒情的舞蹈。伙伴A，换你跟随。然后你们两人完全放下，让场域带领你们。让这股轻盈的能量带领你们两人。

斯蒂芬： 让场域变成一个甜蜜的窝……诗意地孵出许多独特表达方式的蛋。

罗伯特： 让魔法的……有创造力的……轻盈抒情的场域，玩耍……让它流动……经过……超越你所抱持的正向意图……让抒情的能量融合，感受抒情能量里的正向意图。注意到当抒情的表达完全展开，它会很自然地带领你到宁静……中正状态里的宁静。在每个细微的动作里找到宁静……每根手指头……每个肩部细微的动作……在胯部……在超越的空间里。让宁静的动作带领你向更大心智打开……伙伴B，跟随这些动作。

斯蒂芬： 诗人T.S.艾略特（T.S. Eliot）写道："在转动的世界的宁静点上有一个舞蹈……不要称它为固定性……在时间的洪流里它自然存在。"

罗伯特： 伙伴B，现在让自己进入宁静的状态，然后伙伴A跟随伙伴B。（深沉的宁静。）在诗人艾略特的伟大诗作《四个四重奏》（*The Four Quartetes*）之《东库克》（*East Coker*）里，他写道：

> 我告诉我的灵魂，静止，不抱任何希望地等待着。
>
> 当你怀抱希望，你会怀抱错误的希望；没有爱地等待着。
>
> 当你爱，你会爱上错误的事物；还有一种东西叫作信念。
>
> 但是信念，爱和希望都正在等待着。
>
> 不带思绪地等待着，因为你还没有准备好要面对思绪：
>
> 因此，黑暗就是光明，静止就是舞蹈。

罗伯特：让宁静存在于你内心，并围绕在你周围。感觉那种内在连接以及超
越连接的感受。在两人之间抱持彼此的旅程。感觉你的伙伴的临在。
感受你的伙伴独一无二的能量，也感受自己独一无二的能量。

斯蒂芬：当你支持生命旅程的深层愿景时，你内在的某些东西开始舞蹈着进
入这个世界……诞生……呼吸……移动……给予爱。

罗伯特：再次伸出你们的双手，让你们的双手彼此相对，然后缓慢地感受来
自伙伴的临在能量。感觉你自己的中正全然临在。感受你们彼此之
间的场域，同时也被一个更大的场域抱持、围绕。

当你准备好，让你的双手回到自己中正所在的位置。全然回到自己
的内在。如果可以的话闭上眼睛，这会帮助你更全然专注于内在。

当你准备好，张开双眼，看着你的伙伴，用一些非语言的姿势表达
你的感谢与感激，谢谢他陪你跳这支舞。

斯蒂芬：谢谢你陪我跳这支舞。花些时间跟你的伙伴分享一下彼此的感觉。

找到守护者

罗伯特：我们还有最后一个练习——找到你的守护者支持你，当你回到现实
生活中，他们帮助你去面对旅途中会出现的挑战和磨难。

斯蒂芬：我们想要强调，一方面这个旅程是你的，它专属于你。但一个同等
重要的事实是，"我们多少都可以从朋友那里得到帮助。"是乔治·布
什这样说过吗？

罗伯特：不是的，是格劳乔·马克斯说的。（学员们笑了。）

斯蒂芬：认真说来，我们这趟旅程都需要有守护者。卡尔·荣格曾经说过，
每个人都需要发展出属于自己的"圣人团体"。他这样表达并没有宗

教的意思。他是说，我们需要找到一群心灵守护者，在我们的旅途中爱我们、支持我们。

罗伯特： 人生旅途中看见你、祝福你的人，可以启发你、教育你、指导你、唤醒你。这个练习教你如何在你的内心建立这个团体；如何感受到你有很多守护者的支持，就算他们已经不在你身边了。

斯蒂芬： 如果你真的想要识别谁在你的"圣人团体"里，问自己一个问题："谁真的看见我或是在我的生命当中祝福我？"因为如果没有这些人，今天我们不会在这里。我们指的不是那些给你提供实际帮助的人，而是那些触碰到并唤醒你的灵魂的人。所以我们问在场所有人，"谁真的看见你？"对我而言，米尔顿·艾瑞克森就是这样一个人。他给了我一个祝福。我遇见他时，我只是一个困惑的 19 岁青年，他真的触碰到我，因为他认为，"你有一种非常特殊的天赋要贡献给这个世界！"这个看法点燃了我的灵魂。就算我尝试很多方法要扑灭它，灵魂烈火仍然熊熊燃烧！（学员们笑了。）如今，艾瑞克森看见许多人也祝福许多人，但我真的很高兴他看见了我。因此他是我的"圣人团体"里很重要的一位。

罗伯特： 这些支持者和守护者不一定是活着的人。他们可以是历史人物、灵性存在，甚至可以是自然现象。我曾经与一位女士一起工作，她来自一个非常破碎的家庭，从小没有任何一个人是她可以信任的。但是当她走进森林时，某件事发生了。好像整座森林看见她，她突然感觉自己回家了。她可以跟森林说话，森林带给她很多智慧和理解。所以森林是她的守护者和支持者。

斯蒂芬： 你可能发现你的"圣人团体"，包括作家和艺术家。当我上高中时，我很抑郁，想要自杀。偶然间我接触到诗集，有些诗人真的唤醒我内在深处某些东西，令我感到惊讶。诗人的声音会在我内心回响，触碰到我，每个字、每句话都像在说着爱与智慧，"我们曾经经历过许多。这没关系，总会有出路，超越这一切。"这打开了一个深层的美感场域，这个场域超越了痛苦和折磨，超越了我个人的困境。

对很多人来说，艺术家和作家可以唤醒你的中正，带你进入一个生生不息的国度，将你从"红尘俗世的杂务里"拎出来。所以关于谁会理所当然地出现在你的"圣人团体"里有着非常多的可能性。

罗伯特："圣人团体"有一个特性是"传承"。在英雄之旅的每个部分，我们都站在某些伟人的肩膀上传承他们的"血统"。

斯蒂芬：在日本，老师是sensei。日本汉字关于sensei这个词说到，两个人站在一条河的同一边，一个人站前面，一个人站后面，站在前面的叫先生。先生意味着"与你在同一条道路上的人，只是他比你早一点出发"。所以我们的支持者和守护者是与我们在同一条道路上的人，只是他们比我们早一些出发，他们可以带给我们资源和守护。我们可以调频，接收到这些正向资源。

罗伯特：我们有家庭传承——父母亲、祖父母等，我们从他们那里继承礼物和创伤。我们也有精神上和职业上的传承——治疗师、艺术家、战士、爱人，他们比我们更早活出英雄之旅。我们可以从这些或者其他传承里找到我们的守护者。

斯蒂芬：因此我会问一个问题："你现在走在什么道路上？"或像卡尔·荣格那样问："你活出了怎样的英雄之旅？"你在创造怎样的旅程？你的灵魂传承是什么？你继承了怎样的血统？通过同频到那个血统传承上的灵魂，你可以找到引导你的属于你自己的"圣人团体"。

罗伯特：我在网络上读到一个有趣的故事。一个德国男人处于非常愤怒、发狂的状态。他拿着一把枪，决定去当地的购物中心开枪射杀人们。他正准备要这么做时，突然一只很可爱、讨人喜欢的小狗出现在他眼前。这个男人没有心情玩耍，但是这只小狗很开心地靠近他！小狗带着无辜、幸福的眼神，不停地接近这个男人，这个男人内心的某种东西终于被触动，被释放出来。就好像这只小狗与这个男人连接创造了一个场域，超越了他自身的阴暗面。结果，这个男人回家了，把枪扔到了一边。这只小狗就是上天派来的守护者，它或许拯救了很多人的性命，至少它拯救了一个男人的灵魂！

斯蒂芬：你永远不会知道谁会出现，谁会来帮助你。我们说的是世界上有许多的正向临在，他们想要在你的旅途上支持你。当你对场域打开，你会遇见他们，他们也会找到你。

> 练习：聚集你的守护者

罗伯特：我们会一步步带你找到你的守护者。以下是这个练习的重点提示。

1. 你正在面对什么"恶魔"（挑战）？哪种情境让你感觉更像一个受害者，而不是一个英雄？

2. 你的"门槛"是什么？未知的领域是什么，在你的舒适圈之外，挑战正在强迫你，或是你觉得你必须面对这个挑战？

3. 当你面对"恶魔"，必须跨越那个"门槛"时，你的"行动召唤"是什么——你必须要做什么？或是成为什么？（用一个象征或比喻来回答这个问题很有帮助，就像"我必须成为一只老鹰/一位战士/一个魔法师等"。）

4. 你拥有什么资源，你需要更全然地发展什么，以帮助你面对挑战、跨越门槛、实现生命的召唤？

5. 关于这些资源，谁是你的"守护者"？

当你找到你的守护者，想象一下他们在你身边的哪个位置能更好地支持你。一个接着一个，让你自己站到每个守护者的位置上，通过他们的眼睛来看你自己（第二位置）。每一个守护者会给你怎样的忠告或建议？回到你自己的位置（第一位置），接受来自他们的忠告。

罗伯特： 我们会带领大家进行练习的第一部分——内在反思，然后我们会互动式示范第二部分，并且请你们与你们的伙伴一起练习。在第一阶段，我们需要为你目前正在走的英雄之旅确立一些参考点，以及你所面对的挑战。在目前的旅程上，你可能已经感受到一些会来拜访你的"恶魔"，还有一些住在你心里的阴影。你在未来的道路上还是会不断遇见他们，希望你带着更多的资源和自信来面对他们。

所以现在花些时间回到中正，感受一下你想要再次遇见哪个"恶魔"。哪些情况、哪些感觉让你觉得自己更像一个受害者，而不是一个英雄。

斯蒂芬： 换一种方式来提问："在接下来的一周或一个月，有哪些事情会让你偏离中正？"

罗伯特： 哪些人、哪些事情、哪些内在声音会给你负面打击的信息？你做不到。你不够好。你不存在。你在这里不受欢迎。花些时间，认出那些恶魔、阴影、试炼、挑战、磨炼。也思考一下你的门槛。哪些是不确定的地方，哪些是冒险的地方，哪些是没有退路的地方？你需要做些什么，让自己离开舒适圈？你需要冒什么风险？在何时何处你需要勇气？

斯蒂芬和我有时候会谈到，未来何时你可能会失败，悲惨地跌倒。知道这个会发生，不是很好吗？（学员们笑了。）允许自己想象这样的可能性，当遇到这样的时刻，你就可以找到许多正向响应的方式。我们在NLP里说到：没有失败，只有反馈。没有错误，只有结果。对于每个结果的反应，会决定最终它是失败还是成功。所以如果你对英雄之旅打开，你就是对巨大的冒险和挑战打开。分辨出哪些挑战是冲你而来的。

斯蒂芬：当你这样做时，你可能发现自己立刻自动化地消极对抗它们。你进入我们之前提到的"战斗、逃跑，或待在原地"的状态，这些僵化的反应肯定会使问题无法被转化。所以当你遭遇你的"恶魔"时，记得古老佛教的说法，"不需要做任何事，安住于心。"不要用生气或恐惧喂养你的"恶魔"。不要把你的中正双手奉送给问题。把它当作一个信号：放下，回到中正；放下，回到中正；放下，回到中正。感觉内在连接天与地的管道打开。放下对于"恶魔"的执着，让你的中正成为你最重要的关系。

罗伯特：悉达多（Siddhartha，佛陀）曾说过："我可以思考，我可以等待。"有些时候需要思考。有些时候，需要"不带思绪地等待"。当面对"恶魔"时，放下思考与冲动反应，首先找到你的中正。接着与这个问题同频：什么资源可以帮助你？你需要什么资源面对艰困的未来？当然，每趟英雄之旅都需要勇气与坚忍不拔的决心。

斯蒂芬：同时也需要温柔和仁慈。

罗伯特：让我们别忘了还有顽皮、幽默和创造力。静静地沉思你需要什么资源，或许不是一种能力，而是一种信念——相信你自己。

斯蒂芬：或许不是相信你自己，而是与某种更伟大的东西连接——某种你可以撷取的生生不息的资源。

罗伯特：一种信任的感觉。真正去找，就是当下深度、确切地去找，如果你想要真实地分享你的天赋，疗愈你的创伤，你需要哪些资源。你的内在资源是什么？内心有什么东西可以帮助你打赢这场战争？

斯蒂芬：再次沉浸在美好的觉察里，无论你的问题有多大，你内心的空间永远比问题更大，更深……更宽广……延伸到问题的前前后后。所以，你需要怎样的资源、怎样的连接、怎样的信念，帮助你延伸进入更宽广的自我里？

罗伯特：这个探索的关键提问是：谁是给你那些资源的守护者？哪些支持

者和导师——在你生命当中的人、历史人物、原型象征、精神存
在——将会帮助你记住、获得、运用你的资源?

斯蒂芬: 在你英雄之旅的道路上,走在你前面的前辈是谁? 不要试着用头脑
回答。只是抱持这个问题,看看谁会出现,什么东西会出现。让自
己惊喜于看到出现在你场域中的人。

罗伯特: 你所归属的传承血统是什么?

斯蒂芬: 觉察并享受不同的守护者开始出现在你周围的场域里。

罗伯特: 可能是许多精神上的守护者……精神上的导师……天使……象
征……原型。或是来自大自然的守护者:高山、大海、河流、森林,
或是花朵。

斯蒂芬: 某个相信你的人……某个相信你能力的人……某个人可以告诉你:
"这是可能的。你想要踏上英雄之旅,这完全可能……我们在这里
给你支持……和守护。你的道路是可行的。你做得到……你做得
到……是的,真的,你真的可以做到! "

罗伯特: 某个人会激发你的勇气、自信、创造力、连接、决心。

斯蒂芬: 感受一下,有什么从你的小我心智释放出来,交给"圣人团体"……
在那里……在你内心,你的周围……"圣人团体"的场域……让它
成为你更深层的心智。

罗伯特: 当你这样做时,真正去感受几个重要的守护者。当你准备好了,回
到这个教室。

我们刚才做了练习的第一部分——找出几个重要的守护者。现在我
们要示范第二部分,探讨当你遇见"恶魔"和挑战时,如何运用这
些守护者帮助你。我们需要一个志愿者,一个现在正面临一个挑战、
一种试炼的人。

(艾丽斯举手,走上台。)

与艾丽斯做的示范

罗伯特：第一步要先找到你现在所面临的挑战或考验是什么。艾丽斯，你可以告诉我，今天你想要处理什么问题吗？

艾丽斯：我经常感觉生活中有许多冲突，它们折磨着我，甚至到了生死攸关的地步。我最终得了肝脏肿瘤。我真的不明白，但我相信这些病症强迫我去承认生活里有许多冲突。

罗伯特：你现在还有肝脏肿瘤吗？

艾丽斯：没有。我动了两次手术，一次是一年前，一次是六个月前。我总共有三个肿瘤。为了移除肿瘤，他们切除我半个肝。

罗伯特：好的，我看到你真的是走在英雄之旅中。你已经面对过"恶魔"，而且还有更多挑战可能发生。从这个练习来看，你的"恶魔"看起来非常明显，就是肿瘤本身，是吗？

艾丽斯：没错。

罗伯特：我们可以说肿瘤就是你在英雄之旅中要面对的"恶魔"。你说你不了解它，你想要了解它。我们在工作坊中探索过一个概念——"恶魔"就是我们的自我阴暗面。

艾丽斯：是的。

罗伯特：你刚才提到你的冲突。让我们花点时间与它同频。当你想到肿瘤时，你内在发生了什么？从你的潜意识浮现了什么？是恐惧吗？还是生气？留意出现了什么。

（艾丽斯闭上眼，深呼吸，好像感性地连接到某种东西。）

（温柔的声音。）这就对了。这就对了。你在那里感受到什么？留意你的身体有什么反应。

艾丽斯：（情绪激动。）我很孤单。

罗伯特：是的……你还注意到什么？

艾丽斯：我感觉很冷、痛苦。

罗伯特：感觉很冷。是什么使你痛苦？

艾丽斯：（带着眼泪。）他们说我的生命没有价值。

罗伯特：这些信息告诉你，你的生命力没有价值。通常，这些信息没有力量，除非它们同频到你内心的某些深刻信念。所以我很好奇，你内心是否有一种想法："没错，我是没有价值。"如果"恶魔"与你的阴影勾结，它就可以伤害你。所以我很好奇，你内在哪个部分与"你没有价值"这个信息同频。

艾丽斯：我不存在。

罗伯特：我不存在。是的。

艾丽斯：我被人操纵。

罗伯特：被人操纵是什么意思？可以多说一点吗？

艾丽斯：每当我想要哭时，我就会接收到一个信息："闭嘴！"

罗伯特：这会带给你什么感觉？当你想要哭——你听到一个声音"闭嘴"——你的身体感受到了什么？

艾丽斯：痛苦。

罗伯特：你在哪个部位感受到痛苦？

艾丽斯：在我的心灵里。

罗伯特：你的心灵感受到痛苦。知道这件事很好。当它吞噬着你的灵魂，它可能也同时吞噬着你的身体。现在，这里出现了我们英雄之旅探索中的一个重要部分。我们想象一下，这个"恶魔"正在推着你穿越一个门槛，让你进入一个全新领域。在"恶魔"的作为之下，你被迫进入一个全新的未知领域。那个门槛是什么？你被推挤到舒适圈的边缘，那个边缘是什么？

艾丽斯：你是说，我想要去哪里？

罗伯特：不完全是。那更多的是你渴望的状态。我们现在谈论的是你的舒适圈边缘。这些肿瘤和冲突把你推过一个门槛上，推到你的舒适圈之外。它们在召唤你做一件全新的事。你被迫要面对这些病症，这是非常具有挑战性的事情。你必须要做什么新的对你而言不容易的事情？

艾丽斯：我的挑战？

罗伯特：是的。

艾丽斯：（停顿，情绪激动。）说出我的真实感受。说出我的想法、感受以及我想做的事！

罗伯特：是的。这对你来说很困难。这就是挑战所在。你有"恶魔"和阴影、肿瘤、痛苦、"闭嘴"……以及一个事实，你需要说出你的感受。这个召唤想要你做什么或成为什么？孤单、肿瘤让你必须说出来。它们召唤你成长，做一件新的事情。它们在说："你再也无法待在舒适圈里。你再也无法保持渺小。"它们召唤你做什么？

艾丽斯：（依然有很多情绪，但比较安定。）快乐与爱。

罗伯特：很好，快乐与爱。知道这一点很好。我很好奇，你是否可以让一个象征浮现，代表当你拥有快乐与爱的样貌。什么象征可以代表你被召唤成为的那种人？你会像一颗星星一样吗？还是其他什么？只是觉察内心浮现的象征。

艾丽斯：无限的符号。

罗伯特：无限的符号。对你而言，无限的符号代表什么意义？让一个象征出现。你会成为什么？这个无限的符号代表什么？如果你说出来，如果你疗愈这些肿瘤，你会变成什么样子？

艾丽斯：一个有安全感的人。

罗伯特：这个人看起来如何？这个有安全感的人的象征是什么？作为一个有安全感的人，你是谁？那个象征是什么？那个比喻是什么？注意第一个浮现的画面。

艾丽斯：大海。

罗伯特：大海。

艾丽斯：嗯嗯嗯……（看起来在沉思。）是的。（做个深呼吸。）

罗伯特：你内心有个召唤，要你成为大海。（对学员们说）你们可以发现，从抽象的语言变成比喻的画面，她放松下来了。她的身体心智开始运作。这很重要，尤其是对她身体上有病痛而言。她需要让身体运作，让身体存在，创造身体的实相。否则，"恶魔"就会替她做这件事。（对艾丽斯说）所以，为了疗愈那些肿瘤，疗愈那份痛苦以及那些说"闭嘴"的声音，成为那片海洋，你需要怎样的重要资源？

艾丽斯：力量和自信。

罗伯特：对自己的自信？

（艾丽斯点点头。）

还有其他吗？

艾丽斯：自尊。（开始流泪。）

罗伯特：是的。自尊。嗯嗯，我看到这个部分很深地触碰到你。（艾丽斯点点头。）这很重要。爱自己，有自尊。这太棒了。

现在我们来到这个练习的主要部分——聚集你的守护者。为了这样做，我请你思考在未来的一个特别情境，你可能会需要力量、自信、自尊。是跟别人在一起时吗？还是在医院里？是跟家人在一起时吗？会是在哪里？给出你需要这些资源的具体时间和地点。什么时候你自我怀疑最严重，失去了你的力量，失去了你的自信？

艾丽斯：（情绪激动地说。）跟我丈夫在一起时。

罗伯特：跟你丈夫一起时。

艾丽斯：还有我的家人。

罗伯特：有具体的时间吗？比如，当你想要跟你丈夫或你家人说些什么事情时？找到具体时间，或是具体情境很重要。你可以找到吗？

艾丽斯：是的。

罗伯特：当你这样做时，请你对谁会成为给你力量、自信以及自尊的守护者保持好奇。当你与你的家人或你的丈夫在一起时，哪些临在、哪些人物、哪些东西可以帮助你想起自信、力量和自尊这些重要的资源？例如，谁或是什么会是你的力量守护者？

艾丽斯：我的守护天使。

罗伯特：你的守护天使。

艾丽斯：是的。我感觉她站在我身后。

罗伯特：有个守护天使。她长得什么样？

艾丽斯：一个巨型天使，有着一双巨大的翅膀。

罗伯特：巨型天使，长着巨大的翅膀……太棒了……那谁是你的自尊守护者？在你生命中谁看重你，知道你有价值，知道你值得被倾听？

艾丽斯：是一句咒语。

罗伯特：一句咒语。这句咒语的象征是什么？作为对你的支持，它会在你周围什么地方？

艾丽斯：我听见了……它作为一种支持存在。

罗伯特：你在哪里听到它？感受具体的细节真的很重要。谁在说这句咒语？描绘一下这个情景。你的身体需要具体的画面，而不是抽象的。从你的内在而来的具体语言会帮助你牢记在心，并疗愈你的身体。体验到它，把它带到身体里。

艾丽斯：我正在反复说这句咒语。

罗伯特：你注意到是谁在反复念咒语吗？那个正在重复说这句咒语的你，看起来是什么样的。

艾丽斯：我看到某种光。

罗伯特：某种光。是星星吗？还是太阳？是火焰吗？

艾丽斯：（看起来深思。）嗯嗯……有道光。一个光球。

罗伯特：一个光球。什么颜色？

艾丽斯：白色。

罗伯特：一个发白光的球。你在这个场域的哪里感受到发着白光的球？

艾丽斯：在我的右边。（艾丽斯指向右边。）

罗伯特：在你的右边。好的。现在，我很好奇。到目前为止，守护者是一个天使和一个光球。很好。但我注意到，到目前为止没有人类守护者出现。我觉得你需要一些人类的存在。所以，在人类的世界里，谁是你的导师？

艾丽斯：（停顿。）很难找到，无论是在身体上还是在精神上，我感觉我总是孤单的一个人。

罗伯特：我了解。所以我才建议你找一个人类守护者，用来提醒你，你在属于非人类社群的同时，你还属于人类社群。注意一下，谁可以当你的人类守护者。花些时间找找，那个人会是谁？

（艾丽斯泪流满面。）

谁是那个守护者？

艾丽斯：（边哭边说。）我的女儿。

罗伯特：是的。是的。

（艾丽斯继续哭。）

是的。现在你在场域的哪里感受到你女儿的存在？你说天使在你身后。你在哪里感受到你女儿的临在？她在你眼前吗？她不会在你心里，因为她是实际的人，无法挤进你身体里。她在你身后吗？还是你前面？你感受她在你身边的哪里？她有个身体，你有个身体。她在哪里？

艾丽斯：她在我前面。

罗伯特：她在你前面。（对学员们说）我们发现，与有形身体联系起来的守护者和画面非常重要。艾丽斯需要在外在世界里感受到自己内在的想法、声音、感受。她的一个主要生存策略是离开身体，与自己内心世界解离。她在身体上感受到痛苦和孤单，所以脱离身体去另一个世界。

我们一直强调，为了要生生不息——能够创造、疗愈或转化——你必须保持在身体中正里，从那里延伸，超越这一切，同时继续保持中正。所以我们在这里探索的是，哪一个守护者可以帮助她保持待在身体里，与万事万物连接，并带着中正、丰富资源的连接状态行走在这个世界上。如果没有这个部分，灵性的连接就变成一种灵性的逃避。是逃避，而不是资源。

艾丽斯：（看起来很专注。）嗯嗯……

罗伯特：（对艾丽斯说）因此，需要有个人帮助你留在这个世界里。比如你女儿，她可能对你说："留在这里，妈妈。"

艾丽斯：嗯嗯……

罗伯特：当你逃避时，人们看不见你。如果你想要他们看见你，你必须保持被看见，有时候，这代表你必须伤害自己……（艾丽斯点头。）所以，第一步，我们要从这些守护者那里获得信息。比如，当你与你丈夫互动时，这些守护者会与你同在——现在有天使，发白光的球以及你女儿。

艾丽斯：是的。

罗伯特：请你想象你将要与你丈夫见面。

艾丽斯：好的。

罗伯特：我现在邀请你走出自己的位置，进入你身后守护者天使的位置。让你的身体移动到天使所在的位置，以便你可以进入天使的身份里，从天使的视角去看自己。让你自己的身体自由移动，摆出任何天使可能会做的动作和姿势，让自己全然进入守护者天使的角色里。

（艾丽斯后退一步，深呼吸。）

在NLP中，我们称之为第二位置——把自己放在另一个个体或实体的视角去看事物。让你自己进入守护者天使的场域，成为守护者天使，通过天使的视角来看自己。当你这样做时，留意你会对站在那边的艾丽斯说些什么。（罗伯特指向艾丽斯原先所在的位置。）你是她的守护者。当艾丽斯准备要见她的丈夫和家人时，你会给她什么建议。你现在是艾丽斯自信的守护者。你想跟她说什么？守护者天使，你想要跟她说些什么？

（爱丽斯双手向前延伸，掌心向前，像是祝福的动作。）

所以，你更多的是想用动作来表达，而不是言语。这个触碰的信息是什么？你想要跟艾丽斯沟通什么信息？

艾丽斯： 你做得到。

罗伯特： 你做得到。这很重要……现在向前一步，再次回到艾丽斯的角色里。（艾丽斯向前一步。）当你这样做，感觉从身后的守护者天使来的触碰。她在告诉你，你做得到。你做得到。你做得到……当你感受到那些信息，注意一下你在身体的哪个部位接收到这些信息。

艾丽斯： （笑了。）我的脚。

罗伯特： 在你的脚。（艾丽斯笑了，感觉很兴奋。）知道这一点很好，你有双脚！我很高兴看到你的双脚真的活过来了。

艾丽斯： （兴奋快乐的语气。）我感觉我可以奔跑！

罗伯特： 有首老歌是这样唱的："这些靴子是拿来走路用的。"（艾丽斯穿着靴子，兴奋地笑着，用力踩地几次。）

哇，这太棒了。能够看见你的断奏能量实在太棒了。生命不全都是宁静啊，不是吗？我认为，你需要一些断奏，尤其是与你丈夫在一起时。

艾丽斯： 是的，你说得没错。

罗伯特： 好的，现在我们探讨下一个守护者。那句咒语，发白光的球。让你自己离开现在的位置，站到你的右边，当你准备好了，进入白光的场域里。（艾丽斯站到她的右前方，然后转身面向原先的位置。）成为发白光的球。作为一个发白光的球，你有什么话想对艾丽斯说？作为她的守护者，作为发白光的球，你对她的身体有什么话要说？

艾丽斯： 你存在。

罗伯特： 是的。你存在，在这世界上，你的声音被听见……很好。现在，再次回到你原来的位置。（艾丽斯回到她原来的位置。）去感受你的守护者在说："你做得到，加油！女孩！"在你的双脚上感觉那股能量。（艾丽斯笑了。）现在在你的丹田，那个发白光的球在说："你存在。你在这里。我看见你。看见你很棒。"（停顿，艾丽斯深刻地感受整个过程。）

最后，我们请出你的女儿。我想要你踏进她所在的位置，转身面对原来的自己。她在那里，她在你前面。让你自己成为她。她叫什么名字？

艾丽斯： 珍妮特。

罗伯特： 成为珍妮特。进入珍妮特的能量状态，进入她的身体，她的能量。（艾丽斯向前一步，转身面对自己。）珍妮特，你妈妈需要你成为一个守护者。你有什么话要对你妈妈说？你会说什么？

艾丽斯： 珍妮特告诉我……

罗伯特： 不是，不是珍妮特告诉你，你现在是珍妮特。（对学员们说）这个部分在教练过程中非常重要，因为艾丽斯经常会离开她自己。当她离开她的身体和中正，其他东西会乘虚而入。

（对艾丽斯说）你是珍妮特，不是关于她的抽象概念。如果你是珍妮特，你怎样对妈妈说话。

艾丽斯： 妈妈，我爱你。

罗伯特： 是的……是的……妈妈，我爱你！……这就对了……现在做个深呼吸，回到你原先的位置。（艾丽斯回到原来"自我"的位置。）现在你有你的守护者在你身后，她触碰着你，对你说："你做得到！"在你右手边有发白光的球，告诉你："你存在。"然后你女儿珍妮特站在你面前，她张开双手抱着你，告诉你："妈妈，我爱你！"你在身体的哪个部位接收到这些信息？

（艾丽斯张开双手，拥抱自己。）

太好了。体验这些信息，现在踏进与你丈夫以及家人的困难情境。听听过去通常会听到的那些信息：闭嘴！你不存在！你会再次孤单！不过这一次当你这样做时，感受你的守护者围绕着你。看见他们。听见他们。这不是一个抽象的概念，而是真正在你身体里深刻感受。你不需要离开你的身体去找他们。他们就在你的身体里。守护者的信息现在就在你的身体里。感觉他们就在你的肝脏里。从中医的观点来看，肝脏通常与肝火有关。情绪的火，愤怒。所以你的肝脏需要活下去。你可以感受。你可以表达痛苦。表达出来的痛苦得到疗愈，而压抑的痛苦就会增加……当你现在感觉到这一切，发生了什么？

艾丽斯：很多复杂的感觉。痛苦……

罗伯特：很好。跟它在一起。把你的守护者带到你的丹田、你的心、你的双脚、你的肩膀。他们包围着你，他们也在你身体里。听听守护者的话语："我爱你。你存在。你做得到。"让这些话引导你，保护你，允许你带着力量面对你的丈夫和家人。你是一个英雄，不是受害者。面对"恶魔"，相遇并转化它们。顶天立地站着，或是从负面能量的道路上走开。（艾丽斯放松下来，脸上容光焕发，双手在身体周围移动，就像给予自己祝福。）是的，看到并感觉你的"第二层皮肤"在你身体周围打开。

（艾丽斯看起来深深地陶醉在蜕变过程中，花了一两分钟时间，然后

她做了一个深呼吸，手触碰她的心，睁开眼睛，微笑。她看起来像
是一个全新的女人。）

艾丽斯： 非常感谢你！

罗伯特：（拥抱艾丽斯。）不客气。在五律里，加布里埃尔·罗斯说道："跟随
你的脚。"守护者会告诉你该往哪里去。谢谢你，艾丽斯。

艾丽斯： 谢谢你。

（学员们热烈鼓掌，艾丽斯走下讲台。）

罗伯特： 以上示范，让我们看到如何在英雄之旅中找到并运用你所需要的守
护者。我希望你们能够看到英雄之旅中许多不同的核心元素：英雄、
生命召唤、"恶魔"或挑战、资源，还有守护者。英雄之旅的重点是，
找到资源和守护者，用来转化"恶魔"，跨过门槛，完成这一趟旅
程。我们教导你们如何自己做，也教导你们如何帮别人做。
现在找个伙伴，花些时间帮助彼此找到守护者，以及在现阶段的旅
途中守护者想对你们说的话。

结论：回归

斯蒂芬： 我想要在课程的尾声分享一首诗，是伟大的智利诗人巴勃罗·聂鲁
达（Pablo Neruda）所写的。这首诗描写的就是英雄之旅。事实上，
我认为这是关于描写英雄之旅最伟大的诗歌中的一首。诗名是《诗
歌》（Poetry），聂鲁达提到了他 17 岁时的一次体验。你会看到，他
接受了生命召唤，踏上了英雄之旅。诗中这样说：

就在那个年纪……诗歌降临

它找到了我。我不知道，我不知道

它从哪里来，从冬天来，还是从河流来。

我不知道它是怎样，它是何时到来的。

不，他们不是声音，他们不是文字，

也不是寂静，

但是，从一条街道上传来对我的召唤，

从夜晚的枝条上，

极其突然地从他人身上，

在猛烈的火焰或返程的孤独之中，

它触到了我，而我

没有面孔。

我不知道该说什么，

我的嘴无法命名事物

我的眼睛顿失光明

在我灵魂里某个东西，

热病或是丢失的翅膀，起身，

我找到自己的方式，

解读火焰然后我写下第一行懒散的诗，

微弱，没有灵魂，全然的

胡言乱语

全然的智慧

来自某个一无所知的人，

突然间我看见脱了壳的、敞开的

天堂，

星球，

脉动的植物，

镂空的阴影，

充斥着

弓箭、火光、和花朵，

席卷一切的夜晚，万物。

我，极渺小的生灵，

在布满星辰的巨大空虚中、

在相似物和神秘的影像之中沉醉，

我感觉自己是

无底深渊的纯净部分

我跟着星星转动，

我的心在无边天际突破、自由。

斯蒂芬： 现在，这就是英雄之旅！（学员们鼓掌。）

罗伯特： 很难超越这首诗。接下来我要读的也是一首伟大的诗。这首诗叫《不需要理由》（*For No Reason*），是哈菲兹（Hafiz）写的，他是很久以前的伟大苏菲诗人。这是与生生不息意识以及抒情韵律相关的重要部分；意思是超越小我聪明之外，有其他现实存在。哈菲兹这么说：

不需要理由

我开始像个小孩一样蹦蹦跳跳。

不需要理由

我变成一片树叶

高高挂在树梢

我亲吻太阳的嘴巴

然后融化。

不需要理由

一千只鸟

选择我的头作为会议桌，

它们开始传递它们的

酒杯

而它们狂野的歌集到处都是。

为了

存在的每一个理由

我开始经常地，

经常地欢笑与爱！

为了存在的每一个理由

我开始经常地，

经常地欢笑与爱！

当我变成一片树叶

开始跳舞，

我奔跑着去亲吻我们美丽的朋友

溶解在真相里

我是我。

（学员们鼓掌。）

罗伯特：希望这些诗歌帮助你内在更加打开，请你花些时间一起参与结束的过程。在这个过程中，为了帮助你准备好回到日常生活中，请你感受、聚集你的"圣人团体"。

花些时间闭上眼睛……做个深呼吸，回到自己的中正……记得回到中正的两步骤过程，对场域打开……掉进中正，对场域打开……当你这样做时，保持觉察，开始同频到前方道路会出现的守护者。

斯蒂芬：你开始感受，在不同层面上，开始准备回到日常生活中。我要从无限的灵性空间中回来……我发现了许多美好事物……我触碰到许多伟大的神秘生灵……我感觉到被爱……再一次……现在开始回归……把所有的礼物带回到日常生活中。

罗伯特：好消息是，你并不是孤单的。在你之前有许多前辈，他们会陪你一起走，与你同行。或许会有一千只歌唱的鸟，选择你的头作为会议桌。

斯蒂芬：耶稣说过："活在世间，但不属于它。"用一种美好的方式去感觉深层的自我……最深刻的真相……你是光本身。

罗伯特：在那个光与爱的场域里……让自己感受这些守护者的临在。他们站在你周围什么地方？谁在你的左边肩膀上？谁又在你的右边肩膀上？谁站在你后面？

斯蒂芬：谁在你头顶？

罗伯特：谁站在你前面，呼唤你向前走？

斯蒂芬：或许细语呢喃……提醒你：你的存在有更深刻的意义。你不是来这世界上生病的。你也不是来这世界上困在抑郁里的。你不是来这里被痛苦捆绑的。你是来这世界上活出你的天赋的。

罗伯特：当你活出你的天赋时，请对将要出现的守护者，那些你或许想象不到的守护者保持开放与觉察。或许再过一两个星期，你可能发现自己再次困在以前旧有的模式中。这时候你或许会突然听见斯蒂芬的声音，他在你左边肩膀上说："知道这一点不是很好吗？"然后我会在你的右边肩膀上……加上一句："这不是问题。"

斯蒂芬：真正感受……你里里外外的存在……他们都来帮助你回来……回到你的中正……继续回来……回到一个永恒的、无法衡量的纯净之光的所在。

罗伯特：同时，你会回到具体的现实……在当下……在你身体里面，也围绕在你身体周围。

斯蒂芬： 那些存在可以再次提醒你：你在这里不是只有受苦受难，你在这里有更深层的意义，让你的人生活出更深层的意义。

罗伯特：带着你的天赋茁壮成长。

斯蒂芬：你也知道，自己会一再地忘记。愿你运用所有不同的信号……愿你运用你的不快乐和你的快乐来记住……有更深层的"我"存在，现在围绕着"我"……有一股更深层的超越的能量，正在聆听"我"。

罗伯特：希腊人说："我每天迷路一百次，不对，每天一千次。"关键是记得要回来。

斯蒂芬：你来这世界上是为了幸福……你在这里是为了健康……你在这里是为了提供帮助……你在这里是为了被疗愈。请记住，你被给予的最珍贵的礼物叫生命……活出英雄之旅……带着来自守护者的支持向前行……一个神奇的"圣人团体"。

罗伯特：现在花些时间，安静地聆听那些与你同行的守护者想要告诉你什么。

斯蒂芬：他们在说什么？倾听……

罗伯特：他们的信息是什么？

斯蒂芬：带着你的心全神聆听。

罗伯特：带着你的灵魂全神聆听。

斯蒂芬：接受许多祝福……灵魂的……各种生灵……有一个伟大的爱尔兰作家，他的名字叫约翰·奥多诺霍（John O' Donoghue），他写了一本很棒的书，叫作《阿纳姆·卡拉》(*Anam Cara*)，……anam cara 在爱尔兰语中的意思是"灵魂之友"……愿你感觉到每一个守护者……都是你的灵魂之友……接受他们的祝福……充满喜悦地发现你也是 anam cara。

罗伯特：你是灵魂之友。你是自己生命的守护者。你也是你小孩灵魂的 anam cara。

斯蒂芬：愿你成为你家庭的……你同事的……你社区的……anam cara。愿你成为 anam cara……灵魂之友……在伟大旅程中的英雄。

我们提到米尔顿·艾瑞克森，当我们在跟他学习时，我们只是穷学生……我们没有付给他任何钱。米尔顿·艾瑞克森是灵魂之友。

罗伯特：你如何付钱给灵魂之友？你无法付钱给他们。你无法送他们电视机。你甚至无法请他们吃晚餐。你该怎么做？

斯蒂芬：（微笑。）你可以回报他们的方式是？

罗伯特和斯蒂芬：（同声说。）传承下去！

斯蒂芬：分享给你的社群，分享给你的家人，同时也分享给你所面对的恶魔。
（学员们笑了。）

罗伯特：在一趟成功的旅程之后，英雄通常满载着许多体验，其中最重要的是感激。你感激什么？关于你正在走的英雄之旅，你非常感激哪些最重要的事情。让感激的感觉降临，洗涤你的全身，让感激充满你的全身，然后踏上回家的归途。

我想艾克哈特·托利曾说过："如果你一生中所说过的唯一祈祷词是'感谢你'，这已经足够了。"所以，最后我们想对你们说的也是这个祈祷词……

罗伯特和斯蒂芬：（同声说。）谢谢你们！
（如雷贯耳的掌声。）

参考文献

- Bateson, G. (1972) *Steps to an Ecology of Mind: Collected Essays in Anthropology, Psychiatry, Evolution, and Epistemology* (Chicago, IL: University Of Chicago Press).

- Campbell, J. (1948) *The Hero with a Thousand Faces* (Princeton, NJ: Princeton University Press).

- Gallwey, W. T. (1986) *The Inner Game of Tennis* (London: Pan Books).

- Gershon, M. (2000) *Second Brain: A Groundbreaking New Understanding of Nervous Disorders of the Stomach and Intestine*. New York: Harper Collins.

- Gilligan, S. (1997) *The Courage to Love* (New York: W. W. Norton & Co.).

- Gilligan, S. (2004) "The five premises of the Generative Self". Workshop handout, Stephen Gilligan.

- Jung, C. (1971). (Edited by J. Campbell) *The Portable Jung. New York: Penguin Group*.

- Lakoff, G. (1981) *Metaphors We Live By* (Chicago, IL: Chicago University Press).

- Mille, A. de (1991) *Martha: The Life and Work of Martha Graham* (New York: Random House).

- O'Donohue, J. (1997) *Anam Cara: Spiritual Wisdom from the Celtic World* (London: Bantam Press).

- Oliver, M. (1986) *Dream Work* (New York: Atlantic Monthly Press).

- Pearsall, P. (1998) *The Heart's Code: Tapping the Wisdom and Power of Our Heart Energy* (New York: Broadway Books).

- Pearson, C. (1989) *The Hero Within: Six Archetypes We Live By* (San Francisco, CA: Harper & Row).

- Roth, G. (1997) *Sweat Your Prayers: Movement as Spiritual Practice* (Los Angeles, CA: J. P. Tarcher).

- Somé, M. (1995) *Of Water and the Spirit: Ritual, Magic and Initiation in the Life of an African Shaman* (New York: Penguin).

- Tolle, E. (2001) *The Power of Now: A Guide to Spiritual Enlightenment* (Marina Del Rey, CA: Mobius).

- Whyte, D. (1996) *House of Belonging. WA: Many Rivers Press*.

- Wilber, K. (2001). *A Brief History of Everything*. Boston: Shambhala.

- Williamson, M. (1992) *A Return to Love: Reflections on the Principles of "A Course in Miracles"* (London: HarperCollins).